# 扶阳学术理论发微及临证实录

胡跃强 周晓玲 主编

全国百佳图书出版单位
中国中医药出版社
·北京·

图书在版编目（CIP）数据

扶阳学术理论发微及临证实录 / 胡跃强，周晓玲主编. -- 北京：中国中医药出版社，2025.7
ISBN 978-7-5132-9471-3

Ⅰ．R-092

中国国家版本馆 CIP 数据核字第 2025BW5765 号

中国中医药出版社出版

北京经济技术开发区科创十三街 31 号院二区 8 号楼
邮政编码　100176
传真　010-64405721
山东临沂新华印刷物流集团有限责任公司印刷
各地新华书店经销

开本 880×1230　1/32　印张 7.5　字数 168 千字
2025 年 7 月第 1 版　2025 年 7 月第 1 次印刷
书号　ISBN 978 - 7 - 5132 - 9471 - 3

定价　45.00 元
网址　www.cptcm.com

服 务 热 线　010-64405510
购 书 热 线　010-89535836
维 权 打 假　010-64405753

微信服务号　zgzyycbs
微商城网址　https://kdt.im/LIdUGr
官 方 微 博　http://e.weibo.com/cptcm
天猫旗舰店网址　https://zgzyycbs.tmall.com

如有印装质量问题请与本社出版部联系（010-64405510）

# 自　序

　　中医学作为一门真正意义上的自然医学，一门以古贯今的复杂科学，其理论的深奥性不言而喻。面对汗牛充栋的中医书籍，该如何取其精华？或者说如何在较短的时间内找到步入中医殿堂的窍门？这是当前中医学习者颇感迷茫的地方。余每每临证，常忆起钦安祖师爷的训示："医学一途，不难于用药，而难于识症，亦不难于识症，而难于识阴阳。"又曰："万病总是在阴阳之中。"概言之，中医之理论博大精深，究其旨归，不过"阴阳"二字。

　　要明辨阴阳，必须从理论的源头上理解中医。中医的源头在哪里？在河图，在洛书，在运气学理论，在《易经》和《黄帝内经》"天人合一"的思维方式，推天道以明医（人）事。所谓"思求经旨，以演其所知"，以郑钦安为代表的历代扶阳传承者就是这方面的典范，他们探赜索隐，穷究扶阳之旨，推演出了诸多中医学根柢之论。如"内阳外阴"学说、"阳升阴降，一气周流"学说、"五脏本土"学说等，以期追本溯源，执简驭繁，抛弃当今世俗之医"以病套方"，或"以药套病"之理念，拨开迷雾，以清风明月之胸襟，开拓出中医学科未来发展的"清光更多"的新气象。

　　流派的本质是立极，也就是一门深入。学问不同的医学派别专研到极处又都是相通的，正可谓殊途同归。火神派，又称扶阳学派，脱胎于伤寒派，尊仲景之法，但更重视"阳主阴从"观，临床处方主张扶阳为先。因该派善用附子、干姜、肉桂等热药来治疗各种重症、险症，其独特理论和卓越疗效令人刮目相看，从而被众多临床医者效法。其代表性人物是郑钦安，后世传承者有卢门三代、刘力红等。他们将经典中医理论进行较为完整的阐释，所立之论，兼具简单性、自洽性和统一性的特点，能贯通中医经典，以经旨摄诸证，并能衍生实用有效的诸法。这对促进中医学术思想的传承与创新，助力当前健康中国建设，无疑具有深远意义。

　　本书观点主要为长期从事扶阳学术流派理论研究者集体智慧的结晶，旨在抛砖引玉，一得之见，以俟高明不吝指正。书中一些特殊药物的使用剂量一定要在专科医生的指导下辨证应用，切勿盲目照搬。

胡跃强
甲辰年秋于南宁凤岭

# 目　录

# 第一章

# 扶阳学派的传承脉络及其
# 主要学术思想

扶阳学派起源于四川，前后相承虽仅 150 多年，但是究其学术思想的根源却源远流长。它启萌于《周易》《黄帝内经》，发展于东汉张仲景的《伤寒杂病论》，后经过宋、元、明、清等诸代医家不断地探索和创新，由四川著名医家郑钦安（1824—1911）最终发展形成一套完整而成熟的理论、实践体系，郑氏因此成为扶阳学派的开山鼻祖。郑钦安晚年公开设帐收徒，其弟子及私淑者众多。100 多年来扶阳名家层出不穷，其中较有名者包括嫡传弟子卢氏一门（卢铸之、卢永定、卢崇汉），三代皆号"火神"，乃川中大家，医名播及全国。私淑者包括范中林、唐步祺、吴佩衡、祝味菊等。郑钦安的亲传弟子卢铸之深得其真传，临证经验丰富，善用姜、桂、附辛温重剂起沉疴顽疾，在医林中独树一帜。卢铸之之孙卢崇汉，系成都中医药大学教授，当代中医界扶阳学派的领军人物，国家中医药管理局特聘的"学术传承人"，善于用自创的桂枝法、四逆法治疗各种疑难杂症，疗效显著。

因缘际会，2005 年 9 月，卢崇汉走出蜀中，南下两广，应邀于广西中医学院（现广西中医药大学，下同）和广州中医药大学开坛讲学，明确提出扶阳理念，并创办扶阳论坛，使流布于民间的"火神"称谓上升为学术概念，最终促进了扶阳学派的进一步弘扬发展。2006 年元月，卢师突破门规，收授广西中医学院刘力红、刘方、赵琳、刘布谷等为异姓弟子。2008 年和 2012 年，国家中医药管理局扶阳法学术流派重点研究室和中医扶阳流派传承工作室分别在广西中医学院成立，刘力红、胡跃强等先后任研究室或工作室主任。至此，通过国家层面的支持，扶阳思想在各个方面得到了长足的发展，取得了一系列的研究成果。

自郑钦安创扶阳派至今已 100 余年，而由此往前追溯，经郑氏上达其师刘止唐前后近 200 年的历史传承中，"火神"之扶阳思想传承与发展的脉络清晰可见。历经七代扶阳弟子的传承，扶阳学派形成了自己鲜明的学术思想，主要体现在以下四个方面：①阳主阴从——扶阳学派的思想精髓。②立极阴阳——扶阳学派的理论支点。③阳升阴降——人体生命活动的本质。④五脏本土——中医辨证论治的终极旨归。

# 第一节　阳主阴从——扶阳学派的思想精髓

阴阳学说是中国传统文化的精髓。从早期河图中的黑点和白圈，洛书中的奇数与偶数均能明确区分黑点、偶数为阴，白圈、奇数为阳。被誉为文化哲学之宗的《周易·系辞》有"一阴一阳之谓道"之说；在《周易》里，阴阳为一种普遍的规律和法则，用阴阳观可以释天地、解乾坤、描刚柔、定凶吉、分男女等。《老子·四十二章》云："万物负阴而抱阳，冲气以为和。"老子的阴阳思想是哲学概念。《素问·阴阳应象

4

大论》中有"阴胜则阳病，阳胜则阴病""阳病治阴，阴病治阳"的观点，说明阴阳学说理论渗透到医学领域。之后，董仲舒对阴阳学说的思想进一步发展，他在《春秋繁露·基义》里有"君为阳，臣为阴；父为阳，子为阴；夫为阳，妻为阴"之论，把阴阳概念引入伦理纲常中。总之，在中国传统文化中，阴阳不仅有自然现象的基础、哲学原则的理论，而且有养生祛病原理的实践应用，更有社会伦理法则的大众认同。可以毫不夸张地说，阴阳学说是传统文化中璀璨的瑰宝。

阳主阴从是中医学的一种阴阳观，强调人体生命活动中阳的主导地位，以及阴的从属位置。实际上就是突出阴平阳秘基础上的阳气主导作用，即阴阳的协调，关键在于阳气的旺盛和饱满。"阳主阴从"源于先秦时期的太阳文化，是扶阳流派学术思想的重要原则。"阳主阴从观"此语是出自近代名医卢崇汉的学术思想中的一个哲学概念，是对"阴阳学说"的总结和升华，也是卢崇汉名医对世医家庭的继承和发展，更是对中医学传承工作的贡献。本节尝试从哲学观、生命观、病因病机观、治疗观、治未病思想等多角度剖析阳主阴从观，揭示阳主阴从在防病治病过程中的重要意义。

## 一、从文化起源——河洛角度探寻阳主阴从观

河图和洛书自上古流传下来，被每个时代的人研究，大家对这两幅神秘图案的认识不一，关于其起源，各种史籍说法各异。《周易·系辞》曰："天生神物，圣人执之。天地变化，圣人效之。天垂象，见吉凶，圣人象之。河出图，洛出书，圣人则之。"此为主流学说。河图以黑点和白圈布局，呈

现排列成有规律的数阵，洛书以纵、横、斜三条线分布，数字皆相同，十分奇妙，其图至简至易，然而其理深邃无穷，被誉为"宇宙魔方"，也被视为阴阳、术数的文化起源。河图和洛书蕴含阴阳、术数之理，它是古人仰观天象、俯察地貌、远求天文星象、近取诸物诸身的智慧结晶。图和一些简单的符号在当时作为传播信息的载体，被认为是中华文字的雏形，一直影响中华文化的传播和发展，历来被称为中华文化的滥觞。河图和洛书"象、数、理"的阳主阴从观植根于传统文化的各个角落，如《周易·系辞》认为"天尊地卑，乾坤定矣；卑高以陈，贵贱位矣"，强调阳主阴从观的中华传统文化思想，也符合中华文化中天人相应的健康观。而中医是中华文化的瑰宝，这种阳主阴从观更体现在中医学中。从河图和洛书探求阳主阴从，是从中华文化源头探求阳主阴从观，也就找到了阳主阴从的根。

## （一）河图和洛书之象

象是指事物的形象、征象。《周易·系辞》曰："圣人有以见天下之赜，而拟诸其形容，象其物宜，是故谓之象。"此指出圣人从相似的事物中选择符合道理的事物就形成了"象"。董仲舒在《春秋繁露·天地阴阳》中曰："万物载名而生，圣人因其象而命之。"河图和洛书是由白圈和黑点组成，白圈代表阳，黑点代表阴，正如《周易·系辞》曰："一阴一阳之谓道。"道生万物，乃由阴阳二气所化生，物生而有象，即阴阳互生，阴阳相合，万象乃生。象思维作为人类早期思维的共同特征，人类在认识自然界的过程中发展和形成了象思维，这也属于人类认知的自然产物。

河图和洛书作为天地万物之"象"，中医学是以象思维为核心的医学，如《丹溪心法·能合脉色可以万全》提出："有诸内者，必形诸外。"通过对人体的外象分析，可以了解人体内部情况。天地之中凭借客观事物的外在现象，通过合理联系、推理、类比等方法来认识抽象世界的本质，掌握象世界的普遍联系。

**1. 河图之象**

相传河图出于伏羲，河图早于《易》，而《易》是圣人所作。《周易·系辞》云："易有太极，生两仪，两仪生四象。"因此，河图和洛书分别与两仪、四象、四季、四方、五行相对应。首先，从两仪探求河图阳主阴从观，河图以横画为阳仪，纵画为阴仪。先画一奇，则东西，以象阳，三、八、九、四之横数在其中属阳仪；次画一偶，则南北，以象阴，二、七、六、一之纵数在其中属于阴仪。因此，从河图分两仪看先阳仪后阴仪。其次，从四象探求河图阳主阴从观，河图有四象，分别是一六之象位居北方，二七之象位居南方，三八之象位居东方，四九之象位居西方（图 1-1-1）。河图之四象与一年的四季相对应，四季的更替依据天地阳气的消长变化，阳气来源于太阳，是生命之源，地球围绕太阳公转，地球距离太阳的远近变化导致阳气消长变化，从而产生四象更替、寒暑往来。如二七阳气旺象居南方，主夏，植物生长茂密；一六阳气弱，主冬，植物生长缓慢，甚至枝叶凋零。阳气也主导着万物的生长化收藏，以合人类的生长壮老已。《管子·枢言》曰："道之在天者，日也。"四季更替也就是以阳气为核心。古人认为，东升西降，升则为阳，降则为阴，在四季、四方及五行中东方和南方属阳，西方和北方属阴，河图之四象与之不谋而合，三八居东五行属木、二七居南五行属火，此二象木火阳气从生发到壮大皆属阳，九四居西五行属金、六一居北五行属水，此二象金水阳气从敛降到归藏皆属阴。因此，一年过程中春生、夏长、秋收、冬藏，总是遵循阳为先、阴随其后的自然规律，与阳主阴从观合拍相应。

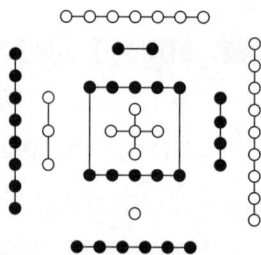

图 1-1-1　河图

**2. 洛书之象**

洛书作为河图是用，更能直接反映以阳为主之象，洛书之象以阳统阴。奇数称阳数，偶数称阴数，首先，从洛书分布方位来看，一、三、七、九阳数居正位，二、四、六、八阴数居偏位（图 1-1-2）。阳数代表天数，阴数代表地数，阳居正位、阴以辅之，直接体现阳主阴从观。正如《素问·生气通天论》云："阴者，藏精而起亟也；阳者，卫外而为固也……凡阴阳之要，阳密乃固。"要保持阴阳平和，只有阳气致密，阴气才能固守，说明"阳气"在阴阳平衡协调中起主导作用。在四季时令中，阳数主二分、二至，分别是春分、秋分、夏至、冬至。即三居东方为春分，七居西方为秋分，九居南方为夏至，一居北方为冬至。阴数主四立，分别是立春、立夏、立秋、立冬。即二居西南为立秋，四居东南为立夏，六居西北为立冬，八居东北为立春。立春、立夏、立秋、立冬是以阳气的升发、壮盛、敛降、收藏为序，最能体现阳气的消长变化。其次，从图形结构来看，洛书是一方形数阵图，也属于"纵横图"，无论是三横、三纵，还是对角线相连，均由三组数组成，这三组数之和均是奇数，以奇为阳、偶为阴，故洛书从四正方位和图形结构均体现阳主阴从之理。

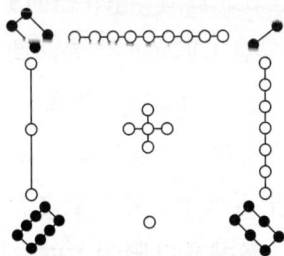

图1-1-2　洛书

### （二）河图和洛书之数

河图和洛书之数，从古至今拥有重要地位，"数"表达一种客观性和普遍性，是对抽象理论的量化。如《类经图翼》曰："天地生成，莫不有数。"它不仅能明理、计量，还能说理，可以把同类事物归类，通过计算也可以把不同事物连在一起。如《后汉书·律历志》说道："物生而后有象，象而后有滋，滋而后有数。"河图和洛书之间存在数之联系，蕴含阴阳之气的消长变化及主从之转化。河图是以阳统阴，以奇数五居中央，也是以五生数统五成数。一、二、三、四、五为河图之生数，即奇数、阳数、天数，天数之和二十五，乃阳数。六、七、八、九、十为河图成数，即偶数、地数、阴数，地数之和三十，乃阴数。如《素问·阴阳应象大论》曰："积阳为天，积阴为地。"阳数成天主生，阴数成地主长，阳生阴长。同样认为事物的生长及盛衰由阳气决定，当崇尚阳气。

洛书以五个奇数统四个偶数，各居其位，盖主于阳以统阴而肇其变，以数为用。其中，一、三、五、九为阳数，也称天数，位居四正方，代表北、南、东、西四象。二、四、六、八是偶数，也称地数，居于四角，代表西南、西北、东南、东北四隅，五在中央。洛书的天地之数和为五十，五行之体数为五，四十五为五行之用数，也属奇数，属阳。洛书的纵横组是由天数、地数和中五所组，各组数之和均为十五，皆属阳（图1-1-3）。因此，洛书是以阳为主的，统其变。阴阳之数在医籍中广泛应用，除数表达数字外，还"因数以明理"，如《素问·阴阳离合论》曰："阴阳者，数之可十，推之可百，数之可千，推之可万……然其要一也。"此指出数虽多，但也是一阴一阳之范畴。《伤寒论》曰："病有发热恶寒者，发于阳也；无热恶寒者，发于阴也。发于阳，七日愈；发于阴，六日愈。以阳数七、阴数六故也。"许多医家对此有不同解释，清代大医家柯韵伯则运用河图数理对这句话作了这样的解释："寒热者，水火之本体；水火者，阴阳之征兆。七日合火之成数，六日合水之成数，至此则阴阳自和，故愈。"术数在处方配伍方面体现阳主阴从，如治疗劳倦内伤，元气不足，则阴血亦亏，用当归补血汤，其中黄芪与当归配伍5∶1。《素问·上古天真论》中女子以七为期，男子以八为期揭示生长及衰老规律，均以阳气为主导。

| 4 | 9 | 2 |
|---|---|---|
| 3 | 5 | 7 |
| 8 | 1 | 6 |

图1–1–3　九宫格数字"洛书"

　　总之，河图和洛书从象和数均能体现阳主阴从观。正如丹道经典《灵宝毕法·内观交换第九》云："以象生形，因形立名，有名则推其数，有数则得其理。"太阳孕育了生命，阳气在天为日，在地为热，在人身为立命之根。扶阳学派鼻祖郑钦安在《医理真传》中直接说："夫人之所以奉生而不知死者，惟赖此先天一点真气耳。真气在一日人即活一日，真气立刻亡，人亦立刻亡。"以上强调阳气在人身的重要性，有阳气则生，无阳气则亡。卢铸之在《阳气盛衰论》里说："阳气者，乃化生精血、津液之本源，为人生立命的根本。"这些论述指出阳气对人体发挥着至关重要的作用。因此，河图和洛书在中医学的阳主阴从观中起到重要作用，也是阳主阴从观之根。

## 二、从文化的哲学——《周易》浅谈阳主阴从观

　　《周易》阳主阴从的思想对中医学的影响较大。在《周易》中，阳主阴从也是一个重要的观念。《周易》把宇宙万

物归纳为两种基本的能量：一种是阳气，代表积极、阳刚、热、扩张、上升等特性；另一种则是阴气，代表消极、柔弱、寒、收缩、下降等特性。《周易》认为，宇宙和人生中的万事万物都会受阴阳两种气的影响，而这两种气相互作用，又由五行变化和六十四卦演绎出不同的历程和命运。《周易》既是预测和规律的研究，又是关于人与自然和谐共生的哲学思考。

《周易》在吸取前人思想成果的基础上，提出了"一阴一阳是谓道"的精湛命题，认为事物都具有阴阳两种属性，它在对阴阳双方的相互对立、相互排斥、相互联系、相互转化、相互贯通、相互依存的论述过程中，着重强调了阳主阴从的哲学观点，在《周易·系辞》开宗明义："天尊地卑，乾坤定矣。卑高以陈，贵贱位矣。"乾取象天道，代表纯阳，坤取象地道，代表纯阴。因此，天尊地卑，则阳主阴从。这一哲学观点包括以下几个方面内容。

### （一）从乾坤二卦看阳主阴从观

《周易》对乾坤二卦推崇备至，乾卦为《易经》之首卦，誉称父卦、天卦。《周易·彖传》曰："大哉乾元，万物资始，乃统天。"《周易·彖传》曰："至哉坤元，万物资生，乃顺承天。"《周易·系辞》曰，"乾道成男，坤道成女"，"乾知大始，坤作成物"。在"乾"与"坤"之间，两者的地位与主从关系已经非常明晰，阳给万物以生命的起点，阴才可让生命发育成长。《周易·系辞》曰："乾，阳物也；坤，阴物也。"又曰："夫乾，天下之至健也……夫坤，天下之至顺也。"阳为主，阴为从，阳的属性是刚健，阴的属性为柔顺，着重强调了阳主阴从的哲学观点。

### 1. 乾阳刚健

乾卦作为《周易》六十四卦之首，以"天"为象征形象，揭示了"阳刚"元素、"强健"气质的本质作用及其发展变化规律。乾卦六爻皆取龙象，从"潜龙勿用"到"见龙在田"，至"飞龙在天"而"亢龙有悔"，层层推进，形象地展示了阳气萌生、进长、盛壮、衰退，乃至消亡的变化过程。从"象征"的角度分析乾卦的谕旨，是勉励人效法"天"的刚健精神，奋发向上。卦辞中的"元、亨、利、贞"对应着君子的"仁、礼、义、智"，天道成就万物，君子实现其德。《周易·乾·文言》中曰："乾始能以美利利天下，不言所利，大矣哉！大哉乾乎！刚健中正，纯粹精也。"天地让风行雨施，利益天下万物，使物各得宜，事义和谐，却从不彰显它所施与的功德。此谓刚强劲健、居中守正，通体不杂、纯粹至精。六爻的爻辞取"龙"为象，大旨无非揭明"阳刚"的内在气质。

### 2. 坤阴贞顺

坤卦《象》曰："地势坤（顺），君子以厚德载物。"此说明"君子"效法"地"厚实和顺之象，增厚其德以载万物。坤以"地"为象征形式，其义主"顺"。卦辞强调："利牝马之贞……后得主，利。"获吉于"安贞"，均已明示"柔顺"之义。《彖》曰："至哉坤元，万物资生，乃顺承天。"可见，乾德以"统天"为本，坤德以"顺承天"为前提。因此，乾刚坤柔、乾健坤顺，乾之"四德"无所限制，坤之"四德"则限于

"牝马""后得主""安贞吉"等义。

乾道象天，万物赖之以生，坤道象地，万物赖之以长。乾道刚健，坤道和顺、利永贞。相形之下，阳主阴从的思想也就一目了然，这种阳主阴从观在《周易》的纲领，无所不在。

### （二）从十二消息卦揭示阳主阴从观

十二消息卦又称十二辟卦，是六十四卦中取出十二个卦，能够说明阴阳消长导致时令、节气变化的特殊卦形，用以配合十二个月气候变化，指示自然、天气"阴阳消息"的情况，故又称"十二月卦"。在阴阳消长中，阳气始终处于主导地位。十二消息卦分别是复、临、泰、大壮、夬、乾、姤、遁、否、观、剥、坤。这十二卦分别代表十二个月，用于反映四时、八节、十二个月阴阳消长的时间变化规律（图1-1-4）。"天地盈虚，与时消息"，阳盈为"息"，阴虚为"消"。自复至乾为息卦，如复一阳生为十一月卦，临二阳生为十二月卦，泰三阳生为正月卦，大壮四阳生为二月卦，夬五阳生为三月卦，乾六阳生为四月卦；自姤至坤为消卦，姤一阴消为五月卦，遁二阴消为六月卦，否三阴消为七月卦，观四阴消为八月卦，剥五阴消为九月卦，坤六阴消为十月卦。每个卦具体特征如下。

复卦，也称地雷复（☷☳），震（☳）下坤（☷）上。群阴剥尽阳气后，有一阳来复生于下，代表夏历的十一月。卦象征兆阳气往而来复：亨通。阳气从内生长，出入之间则无从得疾患。虽然是表示阳气返回，但是此时正处于阴阳的交替时期，尚不稳定，应隐蔽等待。

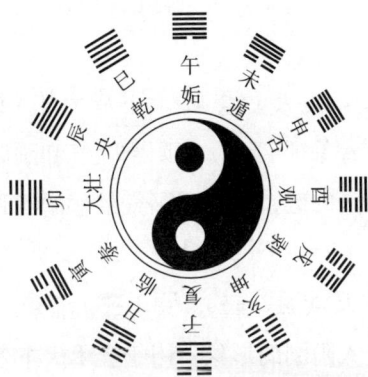

图 1-1-4 十二消息卦

临卦，也称地泽临（☷☱），兑（☱）下坤（☷）上。二阳生，从卦象来看阳气渐趋增长之势，其德壮大，临之于阴，阳大而临下，故曰"临"，代表十二月。由于此卦刚离开阴消不久，天气尚有阴寒，所以应当同阴积极斗争，在斗争中锻炼，不能消极等待，否则，至八月就会出现阴消阳之势而失去平衡，产生恶果。

泰卦，也称地天泰（☷☰），乾（☰）下坤（☷）上。从卦象来看三阴三阳，相互交通，其卦意通顺安泰，坤道柔小往外，乾道宏达入内：吉祥，亨通。内卦有阳而外卦有阴，内卦刚健而外为柔顺。因此，也就是天地相交，万物亨通的正月。

大壮卦，也称雷天大壮（☳☰），乾（☰）下震（☳）上。从卦象来看四阳比二阴，乾阳主内而壮，阳气刚健上升致使阴气消退殆尽，阳盛而阴衰，故曰"大壮"。此为阳已壮盛的形象，表示万物积极壮大的二月。

央卦，也称泽天央（䷪），乾（☰）下兑（☱）上。从卦象来看五阳与一阴，表示强大的阳已将阴切断，相当于万物昂然的三月。

乾卦，也称乾为天（䷀），上下皆为乾（☰）。从卦象来看六阳与无阴，卦象征"天"德阳刚之气和刚健之行。其卦为最纯粹的阳，最高的健，相当于阳气最盛的四月，不过阳盛极将生阴。

姤卦，也称天风姤（䷫），巽（☴）下乾（☰）上。从卦象来看是阴柔侵入阳刚的形象，用于表示天下各种类的物都明显出现的五月，此时刚柔相济，相辅相承，虽然阴柔刚刚出现，但能量很强大，能和阳达到平衡。

遁卦，也称天山遁（䷠），艮（☶）下乾（☰）上。从卦象来看是艮为止，乾为君，为健。君子之健行为艮所止。就卦形而言，阴已消阳至二，阴势渐长，是阴由下方生一长，艮具有很大的威慑力量，而使阳不得不退避。此用于表示风雨多变的六月。

否卦，也称天地否（䷋），坤（☷）下乾（☰）上。就卦形而言，三阴剥上之三阳，天地颠倒，闭塞不通，三阳渐去之势。也就是阴在内已经长成，把阳驱逐到外层，用于表示阴阳不相交，万物不生长的七月。

观卦，也称风地观（䷓），坤（☷）下巽（☴）上。此是阴已经长得很强大，阳已经近于衰亡的时期，用于表示万物萧索的八月。

剥卦，也称山地剥（䷖），坤（☷）下艮（☶）上。这一卦阴盛阳衰，残余之阳到了尽头。此用于表示枝叶剥落殆尽，硕果仅存的九月。

坤卦，也称坤为地（☷☷），上下皆坤卦（☷）。就卦形而言，六阴无阳，坤是地气舒展的形象，纯粹的阴，用于表示阴气开始凝结成水，接着就是要结冰的十月。

古人在六十四卦中挑选出这十二个消息卦，并非盲目和偶然。一方面，以惟妙惟肖的卦形恰如其分地把各个月份的形象表示出来；另一方面，把这十二卦序列间阴阳消长的数量关系用它们各自在太极图大圆上的固定位置来表示。

### （三）从爻位爻义中看阳主阴从思想

"阳主阴从"的观念在每个卦的爻位上也可以看出来。阳爻居阴爻之上是"不乘"，认为理之所常。而阴爻位于阳爻之上谓之"乘"，有超越、凌驾之意，象征弱者乘凌强者。"小人"乘凌"君子"，爻义多不吉善。阴爻位于阳爻之下时则谓之"承"，有顺承、承载之意，周易侧重揭示阴爻上承阳爻的意义，象征卑微、柔弱者顺承尊高、刚强者，求获援助，此时爻义须视具体情况而定，大略以阴阳当位相承为吉，不当位的相承多凶。

从爻义的譬喻上，阳爻多以君子为喻，阴爻多以小人为譬。剥卦，坤下艮上，群阴从初至五剥削上九一阳，阴气盛极，阳气被剥。剥卦对于自然而言，阳气将为阴气剥尽。剥卦虽五阴一阳，但有复生之理，因一阳居上，即上九，《周易·剥·上九》曰："硕果不食，君子得舆，小人剥庐。"剥尽复至。而《周易·夬·上六》曰："无号，终有凶。"一阴位居五阳之上。王弼注曰："处夬之极，小人在上，君子道长，众所共弃，故非号眺所能延也。"一阳居五阴之上则有复生之理，一阴居五阳之上就遭此厄运。归根结底，以上还是阐发天地阴阳恒常不易的道理，表明了阴以阳为归宿，体现了《周易》阳主阴从的思想。

## （四）阴柔与阳刚的转化过程明确阳主阴从观

阳刚为主导，阴柔为辅佐。《易传》认为一切事物的变化是其自身刚柔相推的结果。《易传·系辞上传》曰："刚柔相推而生变化。"在事物的对立面相互转化过程中，阳刚是居于主要方面的。如泰卦"内阳而外阴，内健而外顺，内君子而外小人，君子道长，小人道消"，为吉；相反，否卦"内阴而外阳，内柔而外刚，内小人而外君子，小人道长，君子道消"，为凶。就是说泰卦中，乾在下，坤在上，在阴爻和阳爻的相互转化中，阳爻逐渐增多，阴爻逐渐减少，即君子之道增长，小人之道消退。阳刚随着事物的发展会逐渐取得统治地位，乾刚坤柔，乾道上升，柔不抵刚，邪不压正，必然亨通。而在否卦中，阳爻逐渐被上升的阴爻排挤出去，阳去阴来，造成乾阳在外，坤阴在内，象征小人之道盛长，君子之道衰退，这是不吉利的。同样地，剥卦"剥也，柔变刚也，不利有攸往，小人长也"，为凶。复卦"复亨，刚反，动而以顺行……利有攸往，刚长也"，为吉。在剥卦中五个阴爻从下面往上升，一个阳爻退居最上到了尽头，阴气上升将满，阳气将被剥蚀殆尽，阴柔增长代替阳长，阳走向衰亡，这是不利有攸往的。而复卦中，阳刚开始返回，随着阴阳的相互转化，阳刚之道渐渐增长，会重新支配阴柔，最后逐渐取得支配地位，所以是吉利的。以上说明在阴阳转化过程中，如阳长，阳居支配地位为其常，是吉利的，从而强调阳主阴从。

## 三、从文化的自然观——《春秋繁露》浅谈阳主阴从观

董仲舒的《春秋繁露》对阴阳学说的论述是自春秋战国以来最为系统、最为详尽的，对阴阳学说的发展贡献巨大。他有承继、衔接，更有突破、创新，通过对宇宙观、世界观的建构，通过对阴、阳及其与天、人关系的充分论证，第一次把阴阳予以了哲学的提升。他走出了发源、初始状态的阴阳思想，在这里拥有了自己的理论形式，且经过董仲舒的改造、发展之后，又一次地夯实了阴阳学说在中国哲学发展历史过程中的地位。从此，阴阳的观念也被根植于中国人心灵深处，成为中华民族人文精神的一道独特、绚丽的风景线，而"阳尊阴卑"的阳主阴从思想起主导地位。

### （一）阳尊阴卑

在阴阳关系上，董仲舒主导思想还是"贵阳贱阴""阳尊阴卑"，虽然他也提到阴的作用，如"阳不得阴之助，亦不能独成岁"，在阴阳关系中仍是强调阳的主导地位。从阴阳的特性解说阳主阴从的自然现象，如《春秋繁露·阳尊阴卑》中曰："阳气以正月始出于地，生育长养于上，至其功必成也，而积十月；人亦十月而生，合于天数也。是故天道十月而成，人亦十月而成，合于天道也。故阳气出于东北，入于西北，于发孟春，毕于孟冬，而物莫不应是；阳始出，物亦始出；阳方

盛，物亦方盛；阳初衰，物亦初衰；物随阳而出入，数随阳而终始；三王之正，随阳而更起；以此见之，贵阳而贱阴也。"以上说明在一年十二个月中阳活动十个月，物随阳而出入，生育长养依赖阳，自然界和人类社会离不开阳，阳具有"自强不息、厚德载物"之美德，故阳"尊"。一年中"阴常居大冬，而积于空虚不用之处"，并且通过阴阳特质的比较，以示阴之"卑"。从阳气具有德、暖、予、仁、宽、爱、生等友善之特质，阳常居实位而行于盛。阴具有寒、夺、戾、急、恶、杀、刑等人类不喜欢的特质，并且"养长之时伏于下，远去之""居空位而行于末"，即无为懒惰，故"卑"。同时，本书还提到："阳，天之德；阴，天之刑也。阳气暖而阴气寒，阳气予而阴气夺，阳气仁而阴气戾，阳气宽而阴气急，阳气爱而阴气恶，阳气生而阴气杀。是故阳常居实位而行于盛，阴常居空位而行于末。天之好仁而近，恶戾之变而远，大德而小刑之意也。先经而后权，贵阳而贱阴也。故阴，夏入居下，不得任岁事，冬出居上，置之空处也；养长之时伏于下，远去之，弗使得为阳也；无事之时，起之空处，使之备次陈守闭塞也。此皆天之近阳而远阴，大德而小刑也。"

《春秋繁露》中的"贵阳贱阴""阳尊阴卑"的阴阳学说思想可用来解释人类社会。在中国古代社会，有君臣、父子、夫妇之义，存在三纲即"君为臣纲，父为子纲，夫为妻纲"。两者之间也存在尊卑关系，也就是"阳尊阴卑"，故君尊臣卑、父尊子卑、夫尊妇卑。如《春秋繁露·基义》曰："阳兼于阴，阴兼于阳，夫兼于妻，妻兼于夫，父兼于子，子兼于父，君兼于臣，臣兼于君，君臣、父子、夫妇之义，皆取诸阴阳之道。君为阳，臣为阴，父为阳，子为阴，夫为阳，妻为阴，阴阳无所独行，其始也不得专起，其终也不得分功，有所兼之义……阳之出也，常县于前而任事，阴之出也，常县于后而守空处，此见天之亲阳而疏阴，任德而不任刑也。是故仁义制度之数，尽取之天，天为君而覆露之，地为臣而持载之，阳为夫而生之，阴为妇而助之，春为父而生之，夏为子而养之，秋为死而棺之，冬为痛而丧之，王道之三纲，可求于天。"

《春秋繁露》认为，根据"阳之出，常县于前，而任岁事；阴之出，常县于后，而守空虚"及"阳常居实位而行于盛，阴常居空位而行于末"等论证，得出"贵阳贱阴""阳尊阴卑"的结论。这种自然现象被运用到人类社会领域，提出了"天之亲阳而疏阴，任德而不任刑也"等经典理论，均在强调无论是自然界还是人类社会都存在阳主阴从的观念。

### （二）春夏阳主、秋冬阴从

《春秋繁露》认为，天地之间所有物质实质是由气构成的，虽然气有多样形式存在，如我们触手可及的固体物质、无固定形状的液态物质及处于弥漫状态、无形无色的气体物质均由气构成，但最根本的是元气。如《春秋繁露·玉英》云："谓一元者，大始也。"然而，元气又有阴阳属性之分，《春秋繁露·人副天数》载有"阳，天气也；阴，地气也"，即气分阳气和阴气。再如《春秋繁露·五行相生》记载："天地之气，合而为一，分为阴阳，判为四时，列为五行。"以上明确指出天地之气，融合成为一体，分开之后，成为阳气和阴气。《春秋繁露·阴阳义》记载："天地之常，一阴一阳，阳者，天之德也，阴者，天之刑也。"以上指出阳气为天之德，阴气为天之刑，也指出"尊阳卑阴"。这种观点在春夏秋冬四季中更有体现《春秋繁露·官制象天》曰："天地之理，分一岁之变，以为四时，四时亦天之四选已。是故春者，少阳之选也；夏者，太阳之选也；秋者，少阴之选也；冬者，太阴之选也。"把春夏分为阳，秋冬分为阴；又根据阴阳中的各自强度将春季分为少阳，夏季分为太阳，秋季分为少阴，冬季分为太阴。然而，春夏秋冬的阴阳强弱各不相同，在自然界的四季中其运行规律不同，春夏形成阳实、秋冬形成阴虚的特点，其中在四季运行中少阳作为发起点，到太阴结束，同样体现阳主阴从的观点。如《春秋繁露·王道通三》云："春气爱，秋气严，夏气乐，冬气哀。爱气以生物，严气以成功，乐气以养生，哀气以丧终，天之志也。是故春气暖者，天之所以爱而生之；秋气清者，天之所以严以成之；夏气温者，天之所以乐而养之；冬气寒者，天之所以哀而藏之。春主生，夏主养，秋主收，冬主藏。"

　　自然界之所以会有春夏秋冬季节的不同，是由阴阳二气的运行轨迹决定的，在这个过程中阳气始终处于主导地位。阳气的运行轨迹始于东北，旺于东方，盛于南方，并以南方为位，故大暑至，为烈日炎炎的夏天。阴气的运行轨迹始于东南，旺于西方，盛于北方，并以北方为位，故大寒至，为寒风凛冽的冬天。阳气位南方后不久，由西转而北入，藏其休也；阴气位北方后不久，由东转而南入，屏其伏也。"春夏阳多而阴少，秋冬阳少而阴多"，阴阳二气如此运行，便形成自然界的春夏秋冬。由于"夏气温者，天之所以乐而养之""夏出长于上"，故阳实；而"冬气寒者，天之所以哀而藏之""冬出守虚位""而止空虚"，故阴虚。如《春秋繁露·阴阳位》云："阳气始出东北而南行，就其位也，西转而北入，藏其休也；阴气始出东南而北行，亦就其位也，西转而南入，屏其伏也。是故阳以南方为位，以北方为休；阴以北方为位，以南方为伏。阳至其位，而大暑热；阴至其位，而大寒冻；阳至其休，而入化于地；阴至其伏，而避德于下。是故夏出长于上，冬入化于下者，阳也；夏入守虚地于下，冬出守虚位于上者，阴也。阳出实入实，阴出空入空，天之任阳不任阴，好德不好刑如是也，故阴阳终岁各一出。"由于阳实，具有生养之功能，正如"天行健，君子以自强不息"，入世任事，由于阴虚，正如"阴之出，常县于后，而守空虚"，故"天之任阳不任阴"，也就是所谓的尊阳卑阴。如《春秋繁露·天道无二》云："阳之出，常县于前，而任岁事；阴之出，常县于后，而守空虚；阳之休也，功已成于上，而伏于下；阴之伏也，不得近义，而远其处也。天之任阳不任阴，好德不好刑，如是，故阳出而前，阴出而后，尊德而卑刑之心见矣。"现代研究认为，春夏秋冬季节变化，是地球围绕太阳运转所致。由于地球在绕太阳运行的同时，其自身也在运转，地轴和公转轨道面形成一个夹角，也就是我们常说的黄赤交角。正是这个夹角的存在，太阳在地球的直射点在南、北回归线之间移动，从而形成了春夏秋冬。当太阳直射到北回归线时，北半球获得较多的太阳热量，一年之中气温最高，阳气最旺，而且白昼长于黑夜，这时北半球处于夏季。这时太阳斜射在南半球，南半球获得太阳热量较少，阳气最少，阴气最旺，黑夜长于白昼，此时，南半球处于一年中最冷的冬季。反之，当太阳直射点从北回归线移至南回归线时，南半球获得较多的太阳热量，一年之中气温最高，阳气最旺，而且白昼长于黑夜，这时南半球处于夏季。此时，北半球获得太阳热量较少，阳气最少，阴气最旺，黑夜长于白昼，北半球处于一年中最冷的冬季。万物生长靠太阳，太阳是万物生长之源泉，太阳也是自然界阳气的根源。这和本书中用阴阳变化解释春夏秋冬季节变化不谋而合。用抽象理性来探讨自然规律，春夏秋冬季节变化是阴阳二气运行的结果，阴阳二气的功能有差异，从而形成阳实阴虚，导致"天之任阳不任阴"。

### （三）贵阳贱阴的方式应对自然灾害

《春秋繁露》认为自然界的灾害是阴阳失调所致，如旱涝灾害与阴阳失序有关。其认为旱灾是"阳灭阴也"，水灾是"阴灭阳也"，为避免自然界的旱涝灾害的发生，则需"正阴阳之序"。如《春秋繁露·精华》曰："大旱雩祭而请雨，大水鸣鼓而攻社，天地之所为，阴阳之所起也。或请焉，或怒焉者何？曰：大旱者，阳灭阴也。阳灭阴者，尊厌卑也。固其义也，虽大甚，拜请之而已，敢有加也？大水者，阴灭阳也。阴灭阳者，卑胜尊也，日食也然，皆下犯上，以贱伤贵也，逆节也，故鸣鼓而攻之，朱丝而胁之，为其不义也。此亦《春秋》之不畏强御也。故变天地之位，正阴阳之序，直行其道，而不忘其难，义之至也。"阳气太盛则灭阴，导致大旱，要"雩祭而请雨""拜请之而已"。阴气太盛，以致灭阳，则导致大水，要"鸣鼓而攻之，朱丝而胁之"。同样的灾害，然而两种处理方式不一样，一种是"拜请"，另一种是"攻之"，为何？"贵阳贱阴，阳尊阴卑也"。人们可以利用这一观念来为人民服务，人们用阴来求雨，用阳来止雨。比如止雨，首先确定雨多的性质是阴胜阳，那么止雨的工作方针就是"废阴起阳""开阳而闭阴"。如《春秋繁露·同类相动》曰："天有阴阳，人亦有阴阳。天地之阴气起，而人之阴气应之而起；人之阴气起，天地之阴气亦宜应之而起，其道一也。明于此者，欲致雨则动阴以起阴；欲止雨则动阳以起阳。故致雨，非神也，而疑于神者，其理微妙也。"用阴阳失序来解释当时的旱涝，根据阴阳属性各自的特点来采取求雨和止雨措施，可见当时阴阳观念根植社会的方方面面，而阳主阴从观更发挥得淋漓尽致。

## 四、阳主阴从观——扶阳学派理论圭臬

扶阳学派认为所谓"阳主阴从"，是指在人体阴阳二气的升降开阖过程中，阳气始终起主导作用，这是隐喻人体阴阳关系背后的一个基本法则。目前一般中医理论认为，在阴阳二气的交感过程中，阴阳两者是并重与等效的关系，人体阴阳的平衡是阴阳并重的平衡，是等效的平衡；而阳主阴从观认为，人体阴阳的平衡是以阳为主导的动态平衡。阳主阴从观亦是目前中医学术界扶阳学派的核心思想。

### （一）阳主阴从生命观

阳主阴从观源自《黄帝内经》的重阳思想，而其根本却要追溯到作为群经之首的《周易》。《周易·彖传》曰："大哉乾元，万物资始，乃统天。"又曰："至哉坤元，万物资生，乃顺承天。"很显然，坤顺承乾，顺承天。与此相应，《素问·天元

25

纪大论》载有"肇基化元，万物资始，五运终天，布气真灵，揔统坤元"，亦说明坤元者，其统在天。而乾天属阳，坤地属阴，故坤元承于天又统于天，揭示了天地之阴阳关系存在一个基本法则，即阳主阴从，在天地阴阳开阖升降过程中，阳气始终起主导作用。阳主阴从关系之描述，在《素问》中尚存多处。如《素问·阴阳应象大论》曰："阳生阴长，阳杀阴藏。"《素问·阴阳离合论》则曰："生因春，长因夏，收因秋，藏因冬，失常则天地四塞。"春夏秋冬，天之道也，而生长收藏，地之应也，斯焉非阳主阴从者乎。

扶阳学派创始人郑钦安通过对《易经》《黄帝内经》数十载的深入研究及临床验证，对阴阳、人体生命观有更为深刻的领悟。他在《医理真传》中说道："一点真阳含于二阴之中，居于至阴之地，乃人立命之根，真种子也，诸书称为真阳。"他针对阳主的绝对地位又说："子不知人之所以立命者，在活一口气乎？气者，阳也。阳行一寸，阴即行一寸，阳停一刻，阴即停一刻，可知阳者阴之主也。"当代扶阳传人卢崇汉则明确提出了"阳主阴从"一词并赋予其清晰的内涵。真阳之所以有如此高的地位，因其有温煦、推动、固表、固摄等作用，在生理状态下是全身的动力之源，以维持人体的正常生理功能和生命活动。因此，阳主阴从观点，其发轫于《周易》《黄帝内经》于前，而蓬勃于今日之扶阳学派于后，乃理有所本，而事有所证也。

### （二）阳主阴从病因病机观

《灵枢·顺气一日分为四时》曰："夫百病之所始生者，必起于燥温寒暑风雨阴阳喜怒饮食居处，气合而有形……"首次揭示了疾病的病因。

在病机论中，首要为明确阴阳两者之间的关系，其关键在于阳气，阳为主，阴为从，"阳气不能密，阴气乃绝"，只有阳气致密于外，阴血才能固守于内。阴阳虽说互根互用，但又有主次之分，如"阳者阴之根""有阳则生，无阳则死"。阴不胜其阳，则脉流薄疾，并乃狂。阳不胜其阴，则五脏争气，九窍不通。《医理真传》统摄了病因病机，"可知阳者阴之主也，阳气流通，阴气无滞"；反之，"阳气不足，稍有阻滞，百病丛生"。简言之，人体五脏六腑、经脉官窍、皮毛肌肉，但凡一处阳气不到，人体阳气虚损、郁结，或者邪气伤阳，就会致病。郑氏还认为："阳者气也，阳气损于何处，阴寒便生于何处，积阴日久，元阳便为阴所灭也。"这句话怎么理解？比如，中医藏象理论认为心为阳中之太阳，为火脏，"心为君主之官，主明则下安，主不明则十二官危"。心无阳，血就无力运行周身，神明则无所司；脾没有阳，水谷就不能运化；肝没有阳，就不能行疏泄之职，不能正常地藏血；肺没有阳，宣降的功能就会失职，不能正常地宣降；肾没有阳，肾中无火，水液无以气化，就可以导致浊阴凝闭。明代李中梓在《内经知要》说："天之运行，惟日为本，天无此日，则昼夜不分，四时失序，晦冥幽暗，万物不彰矣。在于人者，亦惟此阳气为要，苟无阳气，孰分清浊？孰布三焦？孰为呼吸？孰为运行？血何由生？食何由化？与天无日等矣。"郑钦安通过引入《易经》坎卦，直入根柢，极其重视人身坎中真阳，认为真阳即元阳，人体全身各气皆根源于此真阳一气，真阳一气的运行是否正常，为人身发病与否的关键，因而提出了"万病一气说"。这一理论学说和《金匮要略》"五脏元真通畅，人即安和"理论如出一辙。郑氏认为，人体一气分布，化为上中下三焦之气。三焦之气分布人体上中下三部，关联五脏，而来源却是真元一气一分为三的变化。故唯有肾阳充足，通于心则心气充足；通于肝则气机畅达；通于脾则脾气健运，生化无穷；通于肺则呼吸有条，水道通调。

邪甚病久，阳伤则病危，寒、暑、湿、气（风）四种邪气更替伤人，必伤阳气，阳气被伤，病情危重，即所谓"四维相代，阳气乃竭"。四邪中，尤以寒邪伤阳为最，寒为阴邪，性清冷，凛冽冰凉，易伤阳气，阴盛则寒，阴胜则阳病，使体内阴气增长，引起畏寒恶寒之象。临证所见阴虚，其本质仍然是阳的不足。阴阳两者关系遭到破坏，阳气化生阴精的功能受影响，从而出现阴阳两者协调关系失衡。要调整这个不"和"的状态，仍然不能脱离重视人体阳的这一根本。人体正常生理是以阳为主导的阴阳两者相对平衡协调的结果，人体疾病的发生和发展，其病机是以阳气为主的阴阳对立统一协调的正常关系遭到破坏，这个破坏的原因就是疾病之因，果就是疾病本身。病机如同枪之扳机，牵一发而动全身，故治疗必须切中"阳"这个要害，有的放矢，一击即中。

## （三）阳主阴从治疗观

谈及治疗观，在《素问·至真要大论》就有言："谨守病机，各司其属，有者求之，无者求之，盛者责之，虚者责之，必先五胜，疏其血气，令其调达，而致和平。"《伤寒论》太阳病篇又道："凡病，若发汗、若吐、若下、若亡血、亡津液，阴阳自和者，必自愈。"人体阳气，犹如太阳，至关重要，崇阳则寿，重阴则夭，因此治病旨在扶助阳气，防病重在顾护阳气。张仲景《伤寒杂病论》贯穿了"以阳为本，时时顾护阳气"的思想。由此可见，阳气的正常运行是人体得以正常运作的关键。

《伤寒杂病论》缘何冠以"伤寒"二字：其一，"宗族死亡者，伤寒十居其七"；其二，"寒者，阴也，最易伤阳"，其意在警示人之阳气至关重要却易伤，须时时顾护。纵观《伤寒论》113 方，使用桂枝、附子、干姜分别为 43、34、24 方，扶阳之剂占总方有 70% 以上。《金匮要略》用姜桂附更是俯拾即是，方药精简，几乎尽愈天下之病。医圣处方无处不展现重阳、扶阳思想，其立足点在于扶阳是显而易见的。

郑钦安也提出"治病重在扶阳"的观点，充分发挥并丰富了张仲景的扶阳思想。《扶阳讲记》强调："人身立命，在于以火立极；治病立法，在于以火消阴。"以阴阳辨证为纲，化繁为简，在元阴元阳上探求至理。郑氏认为："治之但扶真阳，内外两邪皆能灭，是不治邪而治邪也。"临证遣方用药贯穿"阳主阴从"思想，治法首重扶阳，激发、顾护阳气。"人身阳气有上中下部位之分，上焦有心肺之阳，中焦有脾胃之阳，下焦有肝肾之阳"，但"下焦肾阳是上焦、中焦阳气之根"。也就是说，在诸种阳气中，又特别强调肾中阳气的作用，称其为"真阳""元阳""真气""真火""龙火"。"肾中真阳为真气，即真火"，人活一口气，即此真气也。其治病核心思想即重阳，"以扶阳为纲"。先虑元气盈虚损伤，以扶阳救逆，抑制阴邪，并将四逆汤作为阳虚危急重症首选方，将张仲景三阴病治法发挥极致，抓住了治病的关键，处方多用姜桂附，立起沉疴，起死回生。姜桂附在扶阳抑阴的同时，还起到引火归原的作用。之所以要引火归原，是因为郑氏认为真阳宜潜藏。他说真阳本应居于肾中，以安其位，"须知此际之龙乃初生之龙，不能飞腾而兴云布雨，惟潜于渊中，以水为家，以水为性，遂安其在下之位，而俯首于下也"。只有真阳沉潜而不上浮，才能达到"阴平阳秘，精神乃至"的健康状态。否则，下焦阴寒太盛，真阳过虚，势必阴盛格阳，导致真阳浮越于外而现一派火热之象，此时若用寒凉之药清之，势必使病情更加严重。若用姜桂附扶阳抑阴，则真火自降。郑氏扶阳尤为重用附子，温通阳，暖命门；温坎水，破阴翳，肯定了附子为"扶阳第一要药"的地位。

总之，《周易》尚阳刚、阳主阴从的哲学观点与中医学阳主阴从观是一脉相承的，与唯物主义的哲学观也是并行不悖的；无论是从生理观、病因病机观，还是从治疗观等角度探讨阳主阴从观，都显示出"阳主阴从"指导思想的重要意义，而在这一观点基础上形成的中医扶阳理论，愈发在临证中大放异彩！

## 第二节　立极阴阳——扶阳学派的理论支点

立极，本是一个传统文化概念。古代的帝王登基，叫继天立极，是指其社会地位达到人伦之顶点，无人能及，因而得以奉天承运，继位统治。风水学中也有立极一说，此立极是指风水勘察的原点，确立这一点之后才能进行人居宅舍的布局设计。可见，立极强调一个事物在与之相关事物中的重要性和基础性。什么是立极之处呢？"极"在《说文解字》中解释为"极，栋也"，指房屋最高处的栋梁。极者，最高端，或者是最低端，极者，远矣。我们来看看后天八卦图，水乃坎卦，处于最下极，火乃离卦，处于最上极，这就是人体水火在人体内的立极之处（图1-2-1）。

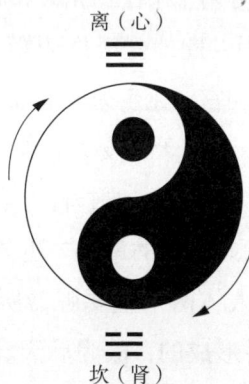

图1-2-1 坎离立极阴阳示意图

关于扶阳学派之核心观点，或曰"阳主阴从"，或曰"人生立命在于以火立极"等，此皆中肯之言也，而支撑这些观点并成为整个扶阳学派逻辑起点或者理论支点的，实为其创始人郑钦安提出的"坎离中立极之阴阳"，简称"立极阴阳"。那么，何谓"坎离中立极之阴阳"？其与"后天坎离之阴阳"又有什么关系？弄清楚这些问题，对我们全面厘清扶阳学派的理论框架十分重要。

## 一、生命以火立极

扶阳学派鼻祖清代名医郑钦安论述坎离时，提出了一个非常特殊的概念——"立极阴阳"，并说："今人着重在后天坎、离之阴阳，而不知着重坎、离中立极之阴阳，故用药多错误也。""立极"是郑氏扶阳理论的一个特殊概念，在其著述中不断出现，而其他古今医籍均无此说，故可将之作为厘清郑氏扶阳原理的一个切入点。

郑氏把坎离关系分两个层次：先天和后天。先天坎离，指坎中之阳和离中之阴，此即立极之阴阳。正所谓："乾坤交媾，乾分一气，落入坤宫，化生为坎水也；坤分一气，乘于乾位，化生为离火也。"由先天而变为后天，乾卦转为离卦，离卦属心，心属火，故称离火。坤卦转为坎卦，坎卦属肾，肾主水，故称坎水。犹如地球的南北，也如我们所谓的"心肾相交"。显然，这是人体两个重要脏器所体现的阴阳水火关系，是生命产生之后形成的，故为后天。内丹学也认为，后天的坎离二卦是由先天的乾坤二卦中间的阴阳两爻互换位置形成的。立极阴阳，又是以阳为重心、主体。故云："一点真阳含于二阴之中，居于至阴之地，乃人立命之根，真种子也。"如果说，离心和坎肾为立极阴阳，坎阳则是极中之极（图 1-2-2）。

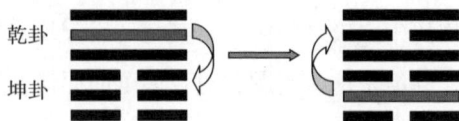

乾卦
坤卦

**图 1-2-2　先天坎阳形成示意图**

扶阳学派非常强调"立极"。如郑钦安所说："坎中真阳，肇自乾元，一也；离中真阴，肇自坤元，二也。一而二，二而一，彼此互为其根。"（《医理真传·离卦解》）。一也者，一口气，气者，阳也；二也者，阴阳流行之气，乃是坎中一阳，又是离中真阴，这二气之流行，就是乾（☰）坤（☷）二气的流行。卢铸之继承了这一观点，他认为："坎中之阳，火也；离中之阴，水也。水火互为其根，其实皆在坎中一阳也，为人生立命之根也。"只有坎离既济，坎阳上升，人的精气才充沛，百病不生。在刘止唐的《医理大概约说》中已点出养生治病三昧："人身以元气为主，气足则邪火自息。故古人谓火气元气，不两立也。"又曰："又阳气即元气。阴阳二气，统于元阳。元气暗滋于肾家，一病则无不病也。故医家斤斤辨三阴三阳，云某药入某脏，尚为太拘。"郑钦安以元气立论，对医理进行了阐释。他认为，元气为先天之气，后天血肉有形之躯为先天元气所化，故先天为体，后天为用。曰："人身一团血肉之躯，阴也，全赖一团真气运于其中而立命，亦可作一坎卦以解之。"（《医理真传》）

## （一）立极阴阳与中医治病的本质

扶阳学派防病治病或养生皆强调"立极"，郑钦安谓："人身立命在于以火立极。"其指出只有从"坎"卦去理解，才能达到"极"的状态，达到"合一""归一"的状态。由于坎中一阳（真阳、元阳或元气）为人身阴阳之主宰，人身立命全在坎中一阳。卢氏在郑钦安认识的基础上，集多年临床之积淀而提出当始终遵循扶阳为治病要诀，并提出"人身立命在于以火立极，治病立法在于以火消阴""病在阳者扶阳抑阴，病在阴者用阳化阴"的辨治之法，从"一"的层面提出"阳生阴长"就是"阴阳合一"之道。因此，郑钦安和卢氏在中医治疗和养生上所作的学问都是在"极"上去用功的。

在对病理的认识上，郑氏认为万病皆是元气的损伤所致，故他在《医法圆通》中说："病有万端，发于一元。一元者，二气浑为一气者也。一气盈缩，病即生焉。"其在《医理真传》中说："以脏腑分阴阳，论其末也。以一坎卦解之，推其极也。"这就为其在立法处方上重用"姜附桂"提供了理论指导，因为其认为："况桂附二物，力能补坎离中之阳，其性刚烈至极，足以消尽僭上之阴气。阴气消尽，太空为之廓朗，自然上下奠安，无偏盛也。"

人本为一整体，皆是一团元气在周流运行，扶阳派是站在较高层面看待人体的生理结构和病因病机，这就不难理解为什么郑钦安卢氏一门几乎方方都有姜桂附，方方都照顾到扶阳，而很少用到苦寒克伐药，因为他们是站在元气的高度、"一"的高度。卢崇汉由此凝练出的"桂枝法"和"四逆法"治病的立极点，是站在"立极"层面上的治法，"以火立极"的治本方法简化了中医辨证施治的复杂性，方法单纯而疗效显著。在治疗上，郑钦安和卢氏均将"四逆"作为"归一""归根""复命"，重建生理机制的大法。两者都认为"坎"里既有阴又有阳，所以"四逆"的本意是既可扶阳，又可益阴的一个法。刘力红认为"四逆"是在"坎"上的法，是在"极"上的一个方，所以它是阴阳合一的。郑钦安指出：仲景的四逆，是专为一点元气来立方立法的。"元气"是什么？它就是我们人体的根本之气。这个气才是我们身体中的阴阳和合之气，人体是阴阳和合之体。所以用四逆救"元气"就是救了命。卢氏则强调"四逆法"是在"气"的层面上去和阴阳，治病实际上是治气。

郑钦安对此有独到的体会，他认为治病的根本就是治气，即调理人体不正之气，达到"阴阳平和，气机调畅"。他在《医法圆通·万病一气说》中强调："用药以治病，实以治气也。气之旺者宜平，气之衰者宜助，气之升者宜降，气之陷者宜举，气之滞者宜行，气之郁者宜解，气之脱者宜固，气之散者宜敛。知其气之平，知其气之变，用药不失宜，匡救不失道，医之事毕矣。"所以说："扶正气为人体要素，任何人不能离正气以生存，亦任何医学不能舍正气以救人。医学之为用，不过辅助正气以调节病变而已。顺正气者生，逆正气者死，此自古治疗之大法也。"

## （二）立极阴阳与伤寒六经辨证的关系

在人体阴阳二气与先后天之本联系的探讨中，《黄帝内经》云："生之本，本于阴阳。"又有《周易》记载："二气感应以相与。"也就是生命的本源由阴阳二气的相互交感而来。在此基础上，郑钦安借用《周易》中卦象，将坎离说作为扶阳的理论原点。正因为人禀天地坎离中正之气而生，所以郑氏以坎离水火二卦为根本探讨人体生命活动的变化和发展。其实此说当源自伤寒六经辨证，聚焦在阴阳寒热状态的辨识之上。其认知起点：疾病之状多表现为寒热，寒热者，水火也；水火者，阴阳也。可见，寒热是外象，阴阳是本体；寒热是病态，阴阳是病机。然阴阳并论之中，又以阳气为主体。其思想根源亦源自张仲景：寒伤阳为病本、热为寒之变，故治当扶阳。郑钦安所言坎阳（肾阳）与传统肾阳（命火、元阳）的区别在于：他的立足点在病象和病机的寒热对应，因而在"益火之源，以消阴翳"的解说上，认为扶阳祛寒的四逆辈类方可堪当此任，这些可以说是对仲景学说的发展。

"三阴即是一阴，三阳即是一阳"。谈及统领三阳三阴的太阳病和少阴病，郑寿全在《伤寒恒论·太阳少阴总论》中提出："夫太阳者，即坎中真阳也；少阴者，即坎水也。阳居二阴之中，阴含一阳之内。人身中一水一火，即在此处攸分。故太阳为人身纲领，主皮肤，统营卫者是也。太阳之气上升，则水精之阴，即从太阳而上行，从皮肤而出水气。太阳为外邪干犯，必由毛窍而入，仲景所以著《伤寒》，皆是从根底上来也。故太阳之底面是少阴，少阴之底面即是太阳，所以太阳发汗有亡阳之虞，即此是也。"回归到坎卦中的阴阳层面，太阳即属坎中真阳，少阴则属坎水。太阳、少阴两者互根互用，与郑氏的"一点真阳，含于二阴之中，居于至阴之地，乃人立命之根，真种子也"的观点有异曲同工之妙。由此可见，太阳经气的正常流注对生命活动周期运转的重要性不言自明。即少阴中的坎中真阳，蒸化太阳经气，使阳气通行全身，阴阳交感，以化生精气。在六经气机运行中，在三阳阶段，开于太阳，少阳为其枢，阖于阳明。进入三阴，开于太阴，少阴为其枢，阖于厥阴。阳气周流运行一周，最后回归于坎水中。正如郑氏所言："人身立命，全赖这一团真气流行于六步耳。"这与《黄帝内经》中卫气"昼行于阳""夜行于阴"的路径有不谋而合之处。其中，太阳为阳，主表，可抵御外来病邪。内外邪气入侵最易阻碍阳气运行，进入三阳病的范畴，便为桂枝法立下根基。如果内外邪气对阳气消耗太过，便进入"三阴病"的范畴，仲景的四逆法便是为救这一点真阳建立的，为温补法打下根基。

故当今扶阳学派认为，《伤寒论》六经的本质即以"立极阴阳"为主导的先后天合一之气于不同方位上消长开阖的不同气化状态，或说不同时相，此不同方位上的气化状态或时相，称为三阴三阳。在使用桂枝法和四逆法的过程中，随着其他相应症状的出现，为恢复人体正常的"阳升阴降"的一气周流状态，在基本法的基础上进行相应药物加减便显得尤为重要。

### （三）立极阴阳与中土学说的关系

人身以后天八卦的坎离而立命，坎为人身立命之本，坎离水火往来而化生中土，火水土合德而化生万全，由此便产生了扶阳医学的立法宗旨——坎离既济。郑钦安说："二火不可分，而二火亦不胜合，所以一往一来，化生中气，遂分二气为三气也（故曰三元，又曰三焦）。如中宫不得二火之往来熏蒸，即不能腐熟谷水，则完谷不化，痰湿痞满诸症作矣。"这句话表达了三层意思：一是由坎离引导出坤土，即二火化中气，指出脾胃赖阳气而生；二是将人体阳气划分三部，称为三元，突出其在人体生理活动中的本元性，即重要性；三是三阳对应三焦，焦本有火之意，这又与传统脏腑理论衔接上了。可见，三阳说内继坎离之说，外取三焦为壳，关联脾胃后天，但基本思想仍是"阳为统领"，只是理论更细化、更具体了。

《医理真传》有这样一段意味深长的论述："土为万物之母，后天之四象咸赖焉。不独后天之四象赖之，而先天立极之二气，实赖之也。故经云无先天而后天不立，无后天而先天亦不生，后天专重脾胃……脾胃旺，二气始旺；脾胃衰，二气亦立衰。先后互赖，有分之无可分，合之不胜合者也。至于用药机关，即在这后天脾土上，仲景故立建中、理中二法。因外邪闭其营卫，伤及中气者，建中汤为最；因内寒湿气，伤及中气者，理中汤如神。内外两法，真是千古治病金针，医家准则，惜人之不解耳。况一切甘温苦寒之品，下喉一刻，即入中宫，甘温从阳者，赖之以行，苦寒从阴者，赖之以运，故曰中也者，上下之枢机也……余谓凡治一切阴虚、阳虚，务在中宫上用力。"

这段话在肯定先后天互为其根关系的同时，强调了后天脾胃不可取代的重要性。其论说细而言之就是由于人体先天为生前所定，非人为可改变，而后天长养则有人为介入的可调适性，因此治疗用药主要是在脾胃后天上着力。一方面，因为脾胃是人体生化之源，脾胃健则五脏六腑皆得其长养；另一方面，药物的性能效应在体内化合代谢主要是依靠脾胃运作转输来完成的。因此，调中壮阳成为郑氏扶阳的基本治法与用药原则。在药物性用的认识上，郑钦安也提出了同样的观点："补坎阳之药，以附子为主；补离阴之药，以人参为先；调和上下，权司中土，用药又以甘草为归。此皆立极药品，奈人之不察何！"我们知道，所谓立极，即最重要、最关键、最基本者。就传统中药理论来讲，三味药都关乎脾胃。其中，甘草堪称脾胃正品，人参也具补益脾胃中气之效，那么附子呢？《神农本草经》明确提到附子有"温中"的功效。《伤寒论》用附子大体可分两类：回阳救逆和温阳祛寒，细加分析便可发现，此两法所涉之"阳"虽各有侧重，但都关联到脾胃中阳的扶助。

## 二、气一元论与立极阴阳

"一元真气"为郑钦安认识人体生理病理的核心。他在气一元论思想的影响下，提出了"天人一气""真气为立命之本""万病一气观""阴阳一气""阳气为立命之根"等学术见解，并在临证时一以贯之。了解钦安医学理论所蕴含的气一元论思想，有助于深刻理解及把握其学术思想本质，对理解扶阳学派的学术思想也具有意义。

### （一）气一元论的内涵

气一元论是从元气来解释宇宙的生成与性质的学说，属古代哲学本体论的范畴，与阴阳学说、五行学说共同构成中国古代自然哲学的基本内容。气一元论认为，世界上一切事物都是气的不同形态，世界上的一切现象都根源于气。

#### 1. 气一元论的形成

气一元论萌生于先秦，成熟于战国及秦汉，并历经后世贤哲不断充实，发展成为对中国传统文化具有深刻影响的哲学思想。《庄子·大宗师》曰："游乎天地之一气。"其认为天地之间为气所充满，生命也是气聚合而成，"人之生，气之聚也，聚则为生，散则为死"（《庄子·知北游》）。先秦道家的另一重要著作《鹖冠子·泰录》载有"天地成于元气，万物成于天地"，正式提出"元气"之说，认为元气是化生天地万物的本原。《易传·系辞》载有"精气为物，游魂为变"，提出精气化生万物的观点。东汉时期，《白虎通义·天地》提出"地者，元气之所生，万物之祖也"；王充在《论衡·谈天》中提出"元气未分，浑沌为一……天地，含气之自然也"，认为元气是化生天地万物的本原。宋代张载提出"虚空即气""太虚即气"的命题，建立了比较明确的气一元论。明清时期的王廷相、王夫之、毛一智和戴震等进一步发挥张载的学说，逐渐完善气一元论哲学思想。

**2. 气一元论思想的主要内容**

气一元论认为，气是宇宙的本原，是构成天地万物的基本元素，天地万物都是由气构成的。天地合气，万物自生。气是极精微而又无形的物质，弥漫、渗透、充满于整个宇宙时空而无处不在，是化生天地万物的本原，天地万物都是由气构成的，人体也不例外，故《素问·宝命全形论》曰："人生于地，悬命于天，天地合气，命之曰人。"《难经·八难》曰："气者，人之根本也。"人体的生长壮老已，皆本于气之盛衰。气弥漫于天地之间，充塞于整个宇宙，贯通于万物之中。气本为一，分为阴阳，又是阴阳二气的矛盾统一体。阴阳二气交感相应，相互影响，相互作用。通过气这一中介，天地、万物、人形成一个整体，互相联系，互相感应。天地人三才一体，统一于气。

气一元论认为，气运动不息，处在不断运动变化之中。自然界中发生的一切变化都是气运动的结果。《素问·六微旨大论》曰："物之生，从于化；物之极，由乎变。变化之相薄，成败之所由也。"又曰："出入废，则神机化灭；升降息，则气立孤危。"气的运动变化形式表现为上下、升降、出入、动静、聚散。升降出入是气运动的主要形式，聚散则是形和气的相互转化过程，气聚而成形，形散而为气。天地万物总是处在形与气的不断相互转化中。

气一元论思想作为古代哲学的重要内容，应用于中医学领域，成为中医学的气一元论，用来解释人体的生理病理及疾病防治。例如，《素问·举痛论》曰："百病生于气也。"《医权初编》曰："人之生死，全赖乎气。气聚则生，气壮则康，气衰则弱，气散则死。"据此，清代黄元御在《四圣心源》一书中明确提出"一气周流"理论，对钦安医学理论的形成影响深远。

### （二）气一元论对钦安医学的影响

#### 1. 天人一气观

气一元论认为，气是世界的本原，是构成天地万物的基本元素。人为万物之灵，是自然的产物，与天地万物有着共同的本原。因此，钦安认为天地之真气与人身之真气本同一气，《医法圆通》曰："天地即我身，我身即万物之身。万物、我身、天地，原本一气也……天人一气之道，借草木之真气以胜邪。"《医理真传》亦曰："人禀天地之正气而生。"天地人均统一于气，有共同的本原和属性。因此，人的生命现象必然受天地自然界规律的影响。郑氏认为人与天地相应，人的生理功能活动随着四季寒热温凉的变化发生相应的变化。《医理真传》

曰："夫冬月寒令，天地之气寒，人身之气亦寒，潜藏是天地自然之机，人身同然。"天地万物本同一气，天人相应也。

### 2. 六气为一气论

郑氏对《伤寒论》有很深的研究，他将原文逐条剖析，并著《伤寒恒论》。《医法圆通》曰："一元真气，分为六气，六气即六经也。气机自下而上，自内而外，真气布满周身，布护一定不易……仲景分配六经，标出六经提纲病情，为认邪之法；又立出六经主方，为治邪之法。"《伤寒论》以三阴三阳六经辨证为法，然而，郑氏认为："六经仍是一经，五行分为五气，五气仍是一气。揭太阳以言气之始，论厥阴以言气之终，昼夜循环，周而复始，病也者，病此气也。"一元真气自内而外布护六经，遂分为六气，其实仍为一元真气耳。

郑氏在《医法圆通》中示人"一气分为六气图"，并加以阐述："今以一圈分为六层，是将一元真气分为六气。六气，即六经也。""经"即是"气"，人体之气在不同层次和部位分别表现出不同的运动状态，其不同的运动状态又激发和维持人体中各项生理功能，即人体气机的升降出入与开阖枢。六种不同层次的气归根结底是一元真气的移形变化，而六经正代表人体生理中六个不同的层次，故六经实为一元真气的六种不同运动状态，分则为六，合则为一，如郑钦安言："仲景知得六步之精义，移步换形，移步更名，变化万端，不出范围。"又言："六气六经之所由判，亦无非这一点胎元，流行充周之所化育也。"

### 3. 万病一气观

郑氏认为，疾病虽有千万种，然而都源于气。《医理真传》

曰："未明得千万病形，都是这一个气字之盛衰为之。"又曰："气有余便是火，火旺者阴必亏……气不足便是寒，寒盛者阳必衰。"郑氏所论阴虚乃因有余之气化火伤阴所致，阳虚乃因气不足寒盛所致；无论阳虚阴虚，都是因一气之盛衰所致。他认为，一元真气布护周身，真气旺则人健，真气衰则人病。故《医法圆通》曰："人身原凭一气包罗，无损无伤，外邪由何而得入，内伤邪何有而得出……真气衰于何部，内邪外邪即在此处窃发。"郑氏认为，人体发病皆因人体感受内外之邪后，导致天地之真气被阻隔，使之不能与人身之真气相合，从而发病。《医法圆通》曰："邪气之来，无论外邪内邪，皆是阻隔天地之真气，不与人身之真气相合，身即不安，故曰病。"

《医理真传》曰："望色以有神无神，定气之盛衰；闻声以微厉，判气之盈缩；问病饮冷饮热，知气之偏盛；切脉以有力无力，知气之虚实。以此推求，万病都是一个气字，以盛衰两字判之便了。"总之，疾病虽有千万种，但无非是气之盛衰而已。在疾病的治疗上，郑氏认为，万病生于一气，因此对疾病的治疗也就着眼于气机的调整，视病者气之盛、衰、升、陷、滞、郁、脱、散，治以平、助、降、举、行、解、固、敛。《医法圆通》曰："用药以治病，实以治气也。气之旺者宜平，气之衰者宜助，气之升者宜降，气之陷者宜举。气之滞者宜行，气之郁者宜解，气之脱者宜固，气之散者宜敛。知其气之平，知其气之变，用药不失宜，匡救不失道，医之事毕矣。"一言以蔽之："气机失调则百病丛生，治百病调气为要。"

### 4. 阳气为立命之根

郑钦安在辨证时以阴阳为纲，列出"阴虚证""阳虚证"

诸条，其辨证结果或补阳，或养阴，泾渭分明。然而，受气一元论的影响，郑氏认为阳即气，气即阳也，阳气是人体生命的主宰。故经云："气不足便是寒……阳者气也，阳气损于何处，阴寒便生于何处。"又曰："人活一口气，气即阳也，火也。"可见，郑氏所谓阳气即气也，气与阳气是同一体。由于一元真气（真阳、元阳）为生命之主宰，故郑氏在《医理真传》中又曰："子不知人身所恃以立命者，其唯此阳气乎，阳气无伤，百病自然不作。"

郑钦安在《医法圆通》中指出，四逆汤"此方功用颇多，得其要者，一方可以治数百种病"。诸如，"头脑冷""气喘痰鸣""吐血困倦""齿缝流血""大便下血、气短少神""唇肿而赤、不渴"等。因其能"扶先天真阳"，真阳旺则百病消。可见，郑氏更加重视阳气，视阳气为人身立命之根本。卢崇汉在其著作《扶阳讲记》中明确提出："凡是对机体具有激发、推动作用之气，以及脏腑经脉的功能之气等皆属于阳气。"可见，卢氏所认为的阳气即人体之气，人体之气即阳气。因此，钦安医学和扶阳学派认为"阳虚"即气虚或者说是元气、真气亏虚。一气周流运行的乃是一元之真气，乃为阳气耳。

总之，"一元真气"和"立极阴阳"具有殊途同归之妙旨。真气即真阴、真阳，二气的和谐合一共同维持人体的各项生理功能。郑钦安论治"真气"，皆是在真阴真阳的消长盈缩上探求。用真气流行阐释六经各层次的气机状态，拓展丰富了六经的内涵，为理解挖掘六经的治法、方药提供新思路。临证抓住恢复一元真气的正常流行，把握六经真阴真阳的生理状态，对强化中医经典思维、指导临床以提高疗效具有重要价值。

# 第三节　阳升阴降——人体生命活动的本质

关于气机的运动形式，经典著作多有描述。《素问·六微旨大论》言"出入废，则神机化灭；升降息，则气立孤危"，提出气的运动形式主要有升、降、出、入，人体之气不断运动，方能保持人体的功能运行。然而，人体或自然界气机运动的具体方向是怎样的呢？郑钦安的见解颇为精辟，其在著作《医法圆通》中曰："一元真气，分为六气，六气即六经也。气机自下而上，自内而外，真气布满周身，布护一定不易。"即旗帜鲜明地提出气机的运动方式是自肾阳之位（坎位）自下向上，自内向外运行的。郑氏认为，所谓六气，实为一气，即元真之气，即阳气，而疾病的发生，是这一气的盛衰所致。他的思想与黄元御的"一气周流"思想有互通之处。黄元御总结了《黄帝内经》中的气机学说，提出了"一气周流"理论，这一理论的核心即气机升降出入变化，包含左升右降和土枢四象两方面内容。左为阳，主升主动，右为阴，主降主静。子时一阳生，人体之气受肾中真阳鼓动左升，运真水上济心火。午时一阴生，心中君火随人体之气右降，下济肾水。肝气顺应木之性，条达升发，助人体左升之气；肺气辉映金之性，收敛肃降，助人体右降之气。脾胃则为人体的枢机，居于中焦，斡旋气机，这种抽象的运动模式被彭子益命名为"圆"运动。

## 一、"阳升阴降"是人体生命活动的本来状态

清代黄元御，其著作《四圣心源》中记载了他对一气周流理论的详细论述，以脾土为中心的五脏圆运动理论已续渐成形。木火金水为四象，是阴阳升降的体现，脾土居中为中气，主宰整个五脏圆运动的变化。黄氏注重扶助中气，且慎用寒凉，处处体现着顾护阳气的思想，《四圣心源·阳虚》曰："病于阴虚者，千百之一；病于阳虚者，尽人皆是也。"《四圣心源·阴脱》曰："后人不解经义……悉以滋阴凉血，泻火伐阳，败其神明。"阳气不足，阳气周流不得，出现阴袭阳位，寒邪、水饮、痰湿等阴邪郁遏阳气，致使百病丛生。或曰："肾主蛰藏，相火之下秘而不泄者，肾藏之也。精去则火泄而水寒，寒水泛滥，浸淫脾土，脾阳颓败。"然黄氏也提到："血中温气，化火之本，而温气之源，则根于坎中之阳，坎阳虚亏，不能生发乙木，温气衰损，故木陷而血瘀。"可见，黄氏认为只有元阳才是主导"一气周流"的原动力。他在《灵素微蕴》也提到："阳自至阴之位而升之，使阴不下走；阴自至阳之位而降之，使阳不上越。上下相包，阴平阳秘，是以难老……阴能守则阳秘于内，阳能卫则阴固于外。阳如珠玉，阴如蚌璞，含珠于蚌，完玉以璞，而昧者不知，弃珠玉而珍蚌璞，是之谓倒置之民矣。"这就很好地阐释了阳升阴降、内阳外阴的阴阳结构及其运动方向。先天之气——元气带动脾胃之气旋转。脾气和胃气通过升降斡旋，带动肝、心、肺、肾之气左升右降，形成一个完整的如环无端的"一气周流"循环。

近代名医彭子益著《圆运动的古中医学》，亦说道："人

身之气，阳位在上，而根于下；阴位在下，而根于上。"此处的"根"，即指本位。其又明言："八卦图为阳运阴中，阴包阳外的圆运动。"这为我们揭示了阴阳相互作用的动态过程。在这个圆运动中，阳气是运动的始动因素，是推动生命活动不断进行的力量；阴气则作为阳气的包藏和支撑，使阳气得以在人体内进行有序的循环和运动。这种关系正如原文所述："人身的阳气，为圆运动之始。人身的阴气，又为包藏阳气使阳气运动能圆之资也。如人身阳气损伤，则阴寒凝沍，不能运动而人死。人身阴气损伤，则阳气无所包藏，阳热飞越，运动解体而人死。"这些论述都是阴阳体用关系的精妙阐释。

"一气周流"理论有助于认识人体阳气在脏腑中的升降活动。以郑钦安为首的火神派也是深谙一气周流底蕴的学派，运用易学研究人体生命活动，以坎离水火二卦为根本来立论，认为阴阳本为一气，阴阳的变化都是由一气所产生，这与《黄帝内经》对阴阳及一气的理解是一致的。清阳升、浊阴降为阴阳变化之方向与道路。《素问·阴阳应象大论》曰："清气在下，则生飧泄；浊气在上，则生䐜胀。此阴阳反作，病之逆从也……清阳出上窍，浊阴出下窍。"郑氏还认为，"人活一口气，气即阳也，火也，人非此火不生"，而"阳之根在乎坎"。其著作《医理真传》中反复记载心肾水火相交的重要性，以坎中真阳上升与离中真阴下降相交以维持人体阴阳水火的平衡体现阳气上下运动交通的思想。

当然，目前中医的一般理论描述是重用而轻体、疏体而详用。人们普遍认为阴阳的关系是阳在外，阴在内。正如《素问·阴阳应象大论》言："阴在内，阳之守也；阳在外，阴之使也。"《素问·生气通天论》言："阴者，藏精而起亟也；阳者，卫外而为固也。"其实，这两段经文强调了阴阳"用"的功能，但要深入理解阴阳，关键是要认识它们的体用结构关系。"体用论"在我国古代思想体系中占有重要地位，是十分重要的方法论。宇宙间的一切事物皆有体用，早在《易传》就提及"体""用"二词。人们一般认为，"体"意指物质之本体或本质，是最根本的、内在的、本质的、第一性的；"用"则指物质本体的表现及其作用，是"体"的外在表现、表象、从生的、第二性的。阴阳的互根互用是一个动态的过程，这一动态运动的过程伴随事物终身，决定事物发展的进程。阴阳在运动中能够实现相交相感，一阴一阳，相摩相荡，化生万物，这也是人之生命存在的基本前提，也只有通过阴阳相交才能达到阴阳平衡的最佳理想状态。那么，阴和阳要达到相交相感，就必定有两者相互的结构或位置关系存在。《黄帝内经》对于阴阳的体用关系也是有相关描述的，如《素问·生气通天论》曰："故阳气者，一日而主外，平旦人气生，日中而阳气隆，日西而阳气已虚，气门乃闭。"这句话很好地阐释了阳气一天当中自下而上再往下收藏的运行规律。我们想象一下，阳气自下而上周流不息必须要突破阴的束缚，而当阳气升至最高点时，就必定会遵循"阳极必阴"的规律，从而转向以阴气为主的收藏过程，否则，阳气必将会逃逸掉而出现阴阳离决的状态。这也应了《周易》否卦所言："上乾下坤，阳向外，阴向内，两者背道走向离决，万物不生。"

由于人体阴阳结构的本体为内阳外阴、下阳上阴，其用当位于"阳外达、阴内降"二气交感之常态。因此，内藏于下焦肾中的人身立命之先天元阳须外达上升，温煦后天之阳气并与后天之阴交感互化，以发挥人体生命原动力的作用，从而保证人体以三焦为通道的元真之气圆周功能活动得以正常进行。也就是说，下焦肾中之元阳通畅上升，温煦中焦脾阳化为上焦心火，上焦心中之真阴盈顺下降充养肾水，上下环抱，阴阳合气，彼此互根。与此同时，经中土后天之阳气枢转，心火下潜、肾水上济以归位本体，水火既济，阴阳安和。如此循环往复，推动"一气周流"。故下焦元（阳）气通畅、条达，中焦元（阳）气强健，枢机运转协调，上焦心阳充盛，则五脏元真之气通畅，三焦气化有序，气血旺盛调和，"阴平阳秘"，脏腑功能和谐健康。

## 二、"一气周流"是人体生命活动的基本形式

"一气"即"元气"，"一周气流"是元气在人体的运转方式。"一气周流"观源于《易经》。在《周易·系辞》中"日新之谓盛德，生生之谓易"之句，说明"易"即阴阳的变化；"周易"是指阴阳之气周行遍布于自然天地之间，运行不息，循环往复，周而复始。《黄帝内经》亦把"动而不已""生生化化，品物咸章""左右者，阴阳之道路也"作为自然界和生命活动的基本规律，并阐明了阴阳升降的路径。例如，《素问·阴阳应象大论》曰："阴静阳躁，阳生阴长，阳杀阴藏。阳化气，阴成形。"认为自然万物的生长收藏规律皆因自然界阴阳二气的相互消长、相互作用所致，人体生命活动也无非是阴阳二气消长变化周而复始的圆周运动。《素问·五运行大论》云："夫阴阳者，数之可十，推之可百，数之可千，推之可万。天

地阴阳者，不以数推，以象之谓也。"可见，"一气周流"并不仅是人体自身的一种规律，也是天地万物共同的运动规律。

《易经·说卦》云"兼三才而两之，故易六画而成卦"，把人看作天地人之自然界开放大宇宙系统体系的一分子。《易经·文言》中提到"夫大人者，与天地合其德，与日月合其明，与四时合其序"，还特别提出了"人身小宇宙"论。《黄帝内经》则强调"人与天地相参""天地之大纪，人神之通应也"。进而发挥了小宇宙的思想，以"天气通于肺"，说明天人相应观，故人体之气由肺与自然界元气相通感应。自然界元气清升浊降、循环无端地周期性运动变化，人体之气亦升降出入、周流不止地运转着。自然之元（清）气进入人体，与人体先天禀受之元气及后天水谷之元气共同形成布散在五脏六腑窍穴肢体的元真之气。人体元真之气以三焦为通道，以脾升胃降为枢机进行"一气周流"运行：以中土为中心枢机，心火在上，肾水在下，左为肝木，右为肺金，形成如环无端的圆周循环基本模型。在这个流注模型中，不仅有肝左升肺右降的圆运动，还有心火下温肾水，肾水上济心火的升降圆运动，亦有脾升胃降的圆运动，共同践行清升浊降，或者说阳升阴降，以完成功能与物质相互转化的正常生理功能。因此，"一气周流"保证了人体内外物质与能量的交换及代谢的动态平衡，其实质是人体生命活动的基础。

人身实为一团元气，三焦、五行、六经等都旨在分部探求元气在运动过程中的盛衰。阴阳二气运行于上、中、下三焦，运行于十二经，但总归还是一元气在流行。"上中下各有阴阳，十二经各有阴阳，合而观之，一阴一阳而已。更以阴阳凝聚而观之，一团元气而已"（《医法圆通》）。人体周流的这一气，升不上去会生病，降不下来也会生病。人体各个器官发生疾病，其实都是人体这团气郁结于该处，或者是不足于某处，致使一气周流运转不畅而产生的。所以，中医提倡治病治本，就是保住元气，使一气周流在身体各器官畅通，从而解决人体各个器官的健康问题。

人体是一个精密而复杂的系统，这个系统正是元气按照"一气周流"的形式运转着。"一气周流"不仅是元气的运转形式，而且是整个"一气周流"的原动力。元气是人体"一气周流"系统运转的发动机。"人身个体，右为阴道，左为阳道，右降左升。其实人身个体，全是阴的，阴体之中，包藏阳气，升降运动，以阳为主"（《系统的古中医学》）。况且"人之所以奉生而不死者，惟赖有此先天一点真气耳……人活一口气，气即阳也，火也，人非此火不生"（《医法圆通》）。而三阴之升，人体左升，亦是阴中生阳，阳气乃升，因"人之生气不足者，十常八九"（《四圣心源》）。同样地，三阳之降，人体右降，阳中有阴，阳气化阴，乃能沉降，而"病于相火之衰者，十之八九"（《四圣心源》）。这都指出一气周流运行的乃是一元之真气，乃为阳气耳。这就是为什么郑钦安强调扶阳抑阴与黄元御反对药物滥用寒凉之故，因为他们两人之目的，都是要保护好人体这一口温润流畅之阳气。可见，"一气周流"理论重要的价值在于，它揭示了元气在人体内的运行方式，发现元气充足、衰弱与人体各种疾病的具体关系。所以《素问·上古天真论》教导我们"和于阴阳，调于四时"，就是要顺从一气周流的变化规律。我们养生治病，就不能违背"一气周流"

的规律。

彭子益学习《四圣心源》中的"一气周流"理论，并在一年二十四节气的层次上进行具体化阐述，提出通俗易懂的圆运动理论。圆运动医学的源头，其实就是《四圣心源》。彭子益的圆运动理论，只是黄元御"一气周流"理论的一个层次，相当于"一气周流"理论的简化普及版本。从这个意义上讲，彭子益对黄氏学术的传承，功不可没。

上述可见，元阴元阳交感变化乃成人，先天元气藏于肾脏之中。人体水火相交、阴阳升降的关键在于坎（肾）中元阳能够蒸腾真水上交于心，离（心）中君火亦能下归于肾，从而使阴阳气血升降消长、往来不息而达到阴阳调和的健康状态。因此，肾中真火（即元阳）是人体阳气之根本，"一气周流"生命活动的原动力。黄元御提出的"一气周流"理论和郑钦安提出的"坎离既济"理论，皆源于中医甚至是中国文化的原始模型——河图和洛书，河图和洛书确立了经典中医理论的框架结构，树立了中医理论和模型的标准，当为后世习医者所遵从。

## 三、从"一气周流"谈对《伤寒论》六经实质的认识

《伤寒论》中六经实质、六经传变等诸多问题也是历来医家研究的焦点。由于视角的不同及时代的局限，众医家对六经实质、六经传经及六经运行机制的认识纷纭不一。历代医家仅对伤寒六经实质的认识，据不完全统计，有代表性的观点可达 10 余种，其中主要的观点有经络说、六经地面说、经界说、六经形层说、气化说、疾病发展阶段说、症候群说、八纲说

等。而最具代表性的学说当属以张子和、张志聪、黄元御、张锡纯等医家为代表的"气化说"，他们将运气理论应用于《伤寒论》六经的解析，认为天有六气，人有六经，人由"天地合气"所生，六经是脏腑、经络、营卫气血的统一体。人之六经的运行规律与天地之五运六气的运行规律相同，而且人之六经深受天之六气的影响，故提出《伤寒论》中六经之病实乃六经气化之病。

## （一）从阳气的运行规律探析六经

"气化"理论是中医学天人合一、道法自然、重视调整人天关系的哲学、理论与实践基础，它发端于中国古代的气一元论。《黄帝内经》创造性地将其与生命相联系，形成了独特的以"气化"为灵魂的认识自然、生命、健康与疾病的医学体系。《素问·至真要大论》云："愿闻阴阳之三也何谓？岐伯曰：气有多少，异用也。"《素问·天元纪大论》云："阴阳之气各有多少，故曰三阴三阳也。"明代医家吴崑言："阴阳离则为三，合则为一，从三而十百千万，皆离也；三阳归于一阳，三阴归于一阴，皆合也。"又曰："人气应天，天有六气，人以三阴三阳而上奉之。"三阴三阳既是对自然界阴阳离合六个时空段的划分，也是对人体气化六种状态的表述。

天地源于一气，一气分阴阳，阴阳二气又化分为三阴三阳六气。阴阳贯穿整部《黄帝内经》和《伤寒论》。《伤寒论》正是以三阴三阳六气为病之脉证并治示人以法，以六气六经钤百病。可以说是从六经阳气的升降出入及脏腑的生理病理去分析六经辨证。六经的时空关系，即阳气在人体的运行规律。《伤寒论》表达的是阳气盛衰运行的时空变化（表里上下），故六经辨证的实质是辨六气病机。六经阳气盛衰的时空对应关系如图 1-3-1 所示。

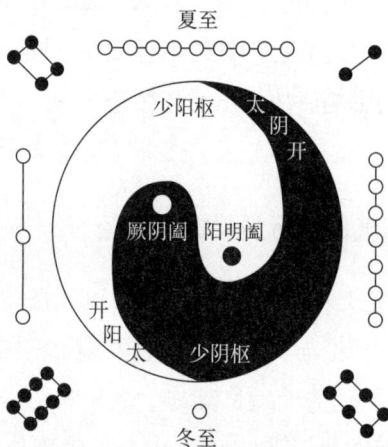

**图 1-3-1 顾氏三阴三阳太极时相图**

六经证治为综合分析疾病的辨证系统，体现了疾病作用于人体的不同阶段，反映了人体阳气与邪气抗争的病位，以及相关受病的脏腑经络，而脏腑及阳气的升降出入体现了"一气周流"的圆运动的规律。在六经的定位中会发现，就像阳气昼夜运行的时间循环，这些定位的空间也是连续的循环，所以可以得出阳气在人体内的时空循环规律，也是六经的时空关系。

## （二）一元真气与六经气化的关系

郑钦安认为，六经从六气，伤寒六经病皆六气气化之病。郑氏六经气化思想，以气一元论的整体性为基础，是六经的生理病理变化在时间和空间上气化的统一，描述了六脏六腑、十二经络等六经生理结构在时间尺度下六种状态的变化规律。可见，六经气化理论是相对统一并普遍适用的中医学理论。

　　而且他进一步提出一气分为六气的观点，用来阐释《伤寒论》的三阴三阳。他认为："其中这一点真消息，逐日运行，无刻休息。子时发动，由下而中而上，由上而中而下，循环不已。然由下而中而上，二阳已分，由上而中而下，下阴已定。合之二二如六，故曰六步而成位。六爻之义于此分，六气六经之所由判。"上述六经六气的产生虽然是郑氏设想，但也反映了他对六气的独特认识。前人的伤寒气化学说研究的重点在三阴三阳，而郑氏的重点在阳气。重视阳气和一气分为六气的思想为郑氏在临床实践以阴阳为纲辨证奠定理论基础。郑氏认为，所谓六气，实为一气，即元真之气，即阳气；而疾病的发生，是一气的盛衰所致。他提出了"万病一气说"。基于阳气"运行不息，贯通无阻"的功能特点，其从下从内的本位往上往外生发的过程受到阴寒之邪异常收引与压迫，需视阴寒侵犯部位在表、在里、在半表半里的不同而定，此即为六经病的来源。

　　郑钦安重视一元真气及六经气化，认为气化二字乃《伤寒论》一书之真机，并基于一元真气流行创造性地提出"六经仍是一经"。该观点将一元真气与六经六气相互联系，从一元真气在六经的不同状态着眼，与《伤寒论》六经之方药相参解，以独特视角阐释了张仲景立法立方之妙，启发了学者对六经内涵的理解。人体六经为一元真气在六个不同层次所处的状态，与自然界之风木、君火、相火、湿土、燥金、寒水六气相通应。在治病立法上，无论病在何经，始终强调以恢复真气的正常运行为根本。郑钦安的观点对理解六经气化理论，理解扶阳学派学术思想及临床实践都具有重要的价值和启发意义。

## （三）从阴阳之开阖枢阐释六经病实质

三阴三阳理论是中医阴阳学说的一大特色。《素问》论述三阴三阳的篇名叫"阴阳离合论"，明确指出三阴三阳与"阴阳离合"密切相关。什么叫"阴阳离合"呢？《史记·历书》说："以至子日当冬至，则阴阳离合之道行焉。"说明三阴三阳的划分是以一年中阴阳气的盛衰变化为依据的，三阴三阳表述的是自然界阴阳离合的六种状态。《素问·阴阳离合论》云："圣人南面而立，前曰广明，后曰太冲；太冲之地，名曰少阴；少阴之上，名曰太阳……广明之下，名曰太阴；太阴之前，名曰阳明……厥阴之表，名曰少阳……是故三阳之离合也，太阳为开，阳明为阖，少阳为枢……三阴之离合也，太阴为开，厥阴为阖，少阴为枢。"三阴三阳开阖枢如图 1-3-2 所示。

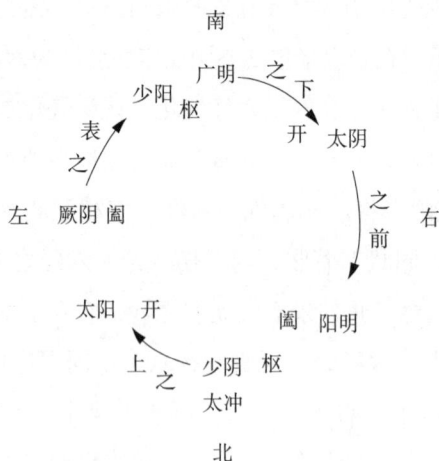

图 1-3-2 《素问》三阴三阳开阖枢图

　　我们认为，老子《道德经》中"三生万物"之"三"，以及郑钦安坎卦（☵）解："天施地润水才通，一气含三造化功。万物根基从此立。生生化化沐时中。"其中的"三"指的是自然之气的开、阖、枢。宇宙由太极生阴阳，阴阳之气有了开、阖、枢三种运动状态，于是化生万物。有人引用《周易·系辞》的天、地、人"三才"变化说解释老子"三生万物"之"三"，但人是由"三"产生的万物之一，而不应是生成万物的不可或缺的基本元素，故此种解释于理不通。三阴三阳的开、阖、枢决定了"六经"各自的属性和不同特点。如果用五运六气的理论，在不同时空方位阴阳气的状态来理解三阴三阳和六经，则以往六经理论中的一些难题大多可以得到较为合理的解释。

　　三阳之开、阖、枢，为什么太阳为开，少阳为枢，阳明为阖？从图1-3-3中可以看到，太阳在东北方，冬至过后，正是阳气渐开之时，故为阳之"开"。所以郑钦安谈到，太阳之底面即为少阴，少阴之底面又为太阳，少阴真阳蒸化太阳经气，从而成为人体气化的主要来源，亦为两者内在联系的核心。真至理名言也！阳明在西北方，此时阳气渐收，藏合于阴，故为阳之"阖"；少阳在东南方，夏至太阳回归，阴阳转枢于此，故为阳之"枢"。三阴之开、阖、枢同理：太阴在西南方，夏至以后，阴气渐长，故为阴之"开"；厥阴居东向南，阴气渐消，并合于阳，故为阴之"阖"；少阴在正北方，冬至阴极而一阳生，故为阴之"枢"。

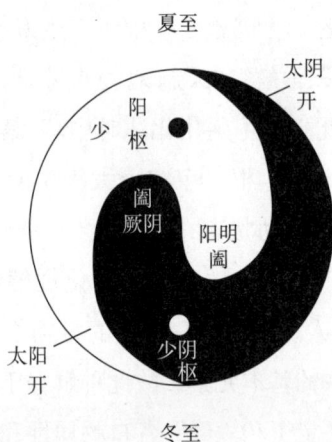

图1-3-3　三阴三阳开阖枢太极方位图

开阖枢是对天地宇宙间及人体阴阳二气运行规律的反映，是"一气周流"的体现。在三阴三阳枢机互相配合之下，能体现阴阳二气互根及消长变化，以及周而复始的阴阳气机升降出入运动。其实，六经开阖枢并不神秘，说白了就是阳气的周流运转，六经各司其职去运化开阖，重要的是我们要理解人身之能量在于阳气，在上用以宣通全身，在下用以温水输布，人身一处阳气不到便是病。三阴三阳的开、阖、枢就是阳气升降出入的表现。阳气不运，无非有两种可能：①升，即阳气从内往外或从下向上的升发出现障碍。可能原因为阳气虚衰，升发无力，或瘀血、痰湿等病理产物阻碍阳气的升发。②降，即阳气由外往内或从上向下的收藏出现问题。究其原因，或阴虚不藏，阳亢气逆；或阴盛格阳，气不归原。

正如圆运动学说创始人彭子益所总结的那样，六经都具有圆运动的规律，当以开阖枢及脏腑圆运动的角度分析为重点。

六经本身圆运动规律的排序可以考虑根据开阖枢圆运动的顺序，并配合相应的脏腑圆运动方位，以少阳及厥阴居东方属肝胆，太阳居南方火位属心，阳明居西方金位属肺，同时可考虑阳明居中属胃及大肠，太阴居中属脾，少阴居北方属肾。这样的排序使《伤寒论》六经模型化，并有利于从阳气及脏腑的角度分析经方运用，体现了中医一气的圆运动观，为临床辨证论治提供思路与解释。

### （四）从六经欲解时探析六经辨证的实质

《伤寒论》六经病"欲解时"原文分载于第 9 条、第 193 条、第 272 条、第 275 条、第 291 条、第 328 条。"太阳病欲解时，从巳至未上"（9）；"阳明病欲解时，从申至戌上"（193）；"少阳病欲解时，从寅至辰上"（272）；"太阴病欲解时，从亥至丑上"（275）；"少阴病欲解时，从子至寅上"（291）；"厥阴病欲解时，从丑至卯上"（328）。如图 1-3-4 所示。张仲景辨三阴三阳的重要特色是辨"欲解时"，通过"欲解时"判断三阴三阳的归属。

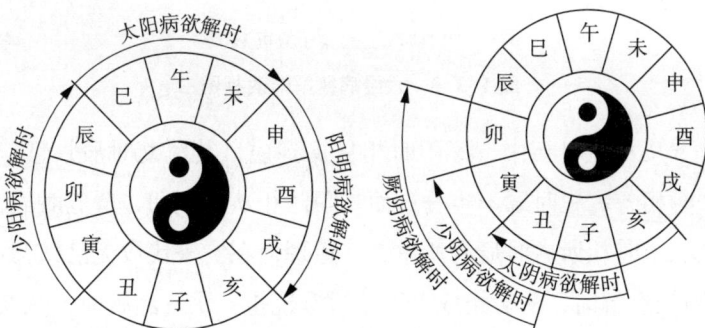

图 1-3-4　六经病欲解时图示

六经的时空关系其实是阳气在人体的运行规律，如以"六经病欲解时"为切入点探讨六经的实质，可能会有更深层次的理解。"六经病欲解时"，是指某个时段，某经正气旺盛，抗邪更加有力，疾病易于解除。六经病欲解时是六经病证随时间的变化规律，是天人相应整体观的体现。六经病欲解时，每一经各占三个时辰，太阳、阳明、少阳各自独立占三个时辰，少阴、厥阴和太阴各有两个时辰与相邻经的欲解时重复。即少阴经（子丑寅，23:00—次日5:00）→厥阴经（丑寅卯，凌晨1:00—7:00）→少阳经（寅卯辰，凌晨3:00—9:00）→太阳经（巳午未，9:00—15:00）→阳明经（申酉戌，15:00—21:00）→太阴经（亥子丑，21:00—次日3:00），其体现的是人体阳气随昼夜出入的时间规律或者盛衰规律（图1-3-5）。

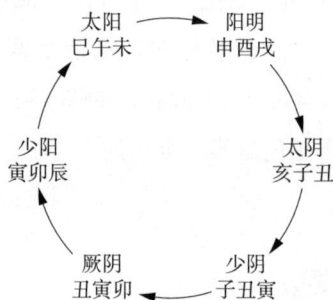

**图1-3-5 六经病欲解时时相图**

又六经时相中，三阳时相从寅到戌，共覆九时辰，且三个时相各占三时辰不重叠；而三阴时相从亥到卯，覆五时辰，且三个时相所占时辰有所重叠，道理何在？宋代成无己认为："阳三经解时，从寅至戌，以阳道常饶也；阴三经解时，从亥至卯，以阴道常乏也。"明代方有执认为："阳行健，其道长，故不相及；阴行纯，其道促，故皆相蹑也。”意即阳运动其广而长，阴运动则促而短。

黄元御在《伤寒悬解》认为，六经中某经欲解时是六经中该经当令之时，“巳、午、未，太阳得令之时，故解于此”，“丑、寅、卯，厥阴得令之时，故解于此”。某经得令之时也即该经气旺之时。需要注意的一个问题是，“欲解时”一般可以有两种理解：一是指六经病症状缓解的时辰；二是指有利于六经病治疗痊愈的时辰。欲解时为六经得令之时，也就是正气来复之时，因此无论症状缓解还是加剧，该时辰都是六经病治疗的最好时机。

龙砂医学流派代表性传承人顾植山认为，六经病“欲解时”理论是依据《黄帝内经》中的“开阖枢”理论衍生出来的对三阴三阳的时空定位，“开阖枢”是时相和位相的有机统一，“欲解时”是厘定分辨“六经”的时间节点。其对六经病“欲解时”的独到见解为“相关时”。“相关时”不是“必解时”，可以“欲解”而“解”，也可以“欲解”而“不解”，还可能因“相关”而在该时间点出现一些症状的发生或加重。

**1. 三阳经的开阖枢与欲解时释义**

欲明三阳经的开阖枢，首先应当通过太极图的位相来理解则更为豁朗（图 1–3–3），即：太阳经位于太极图的东北方，太阳之底面为少阴，正是阳气渐开之时，故曰太阳为“开”。此时的太阳犹如早上从海平面初升的朝阳，可谓之“嫩阳”“一阳”；少阳在太极图之东南方，犹如人生中少年阳刚之气，故称之“二阳”，由于少阳是太阳阳明升降的枢纽，故曰“枢”；阳明在太极图的西方，为两阳合明，称“三阳”，可谓之"老阳"。阳极必阴，此时阳气渐收，藏合于阴，故为阳之"阖"。

值得注意的是，在卫气日行于阳的过程中，卫气正是按太阳经→少阳经→阳明经→阴分的顺序循行的。如《灵枢·卫气行》所云："水下一刻，人气在太阳；水下二刻，人气在少阳；水下三刻，人气在阳明；水下四刻，人气在阴分……是故日行一舍，人气行三阳与阴分，常如是无已，与天地同纪。"古人用漏壶计时，一刻（一昼夜为 100 刻）时卫气循行在手足太阳经，二刻时卫气循行在手足少阳经，三刻时卫气循行在手足阳明经，四刻时卫气循行在阴分……以此类推，结合天文星宿，太阳每运行一个星宿区间，卫气就依太阳→少阳→阳明→阴分循行一个回合，因此，这样的循行路径与天地的自然规律相同步。清代张锡纯在《医学衷中参西录》中也认为："夫太阳主外，阳明主里，而介于太阳、阳明之间者，少阳也。少阳外与太阳相并则寒，内与阳明相并则热，是以少阳有病而寒热往来也。由此而论，则传经之次第，当由太阳而少阳，由少阳而阳明……"

太阳为开，就是太阳之门打开，阳气从收藏状态转入生发，就如同冬天转到春天，这时阳气从"坎中一阳"出来工作，太阳开则阳气敷布体表，气血周流，其各方面的作用得以充分发挥。如果太阳不开，阳气在体表被风寒之邪阻滞而出不来，则会出现"脉浮，头项强痛而恶寒"之太阳病提纲证。若开之太过，则属太阳伤风，出现"汗自出，啬啬恶寒，淅淅恶风"之太阳中风证。当然，若太阳不开，少阴气化不利，小便（属浊气）难下，就会出现太阳经变证之膀胱蓄水证。此时人体就会出现麻黄汤证、桂枝汤证、青龙汤证、五苓散证，如果阳气本身无力，还可能出现真武汤证。

太阳经的病变多因势利导采用"汗法"促进外邪从表而解。由于太阳经本来阳气偏弱，加之太阳表寒之气会持续入里或进入少阳，或入里化热转入阳明。所以说，太阳病欲解有两条途径：一是借助一天当中阳气最旺的"巳午未"时辰；二是当邪气入里时，或因势利导，或针或药而解之自愈，否则就会出现太阳病"不解"而进入温病"加重"阶段。故《伤寒论》第 7 条曰："病有发热恶寒者，发于阳也……发于阳，七日愈。"第 8 条曰："太阳病，头痛至七日以上自愈者，以行其经尽故也。若欲作再经者，针足阳明，使经不传则愈。"针阳明经之足三里，可以有效提高人体的气血水平。气血旺盛，就可以排出病邪，病则可愈。基于此，我们创新性地提出了"太阳病欲解时"之见解。这也为扶阳学派以"桂枝法"来统三阳病之治奠定了理论基础。

少阳为枢，少阳顺接厥阴之气，枢转厥阴、太阳，枢机不利则清阳不升，浊阴难降，二便清浊不分，大便稀溏，小便浑浊。少阳是太阳、阳明升降的枢纽，如门开阖转动的轴。从病位来讲，少阳属半表半里之间，表现的病机特点就是正邪相争。少阳不枢，则升降都有问题。所以，少阳之证，或现有病不升之证，或现有病不降之证。正邪相争，正气存内，邪气又重，正邪相争太多直接入阳明化热，形成大热、大渴、大汗、脉洪大的白虎汤证，承气汤类证痞实燥满坚。若人体正气受损者，要么病邪在少阳经流连，寒热往来、心烦喜呕，要么入厥阴经潜伏，形成伏邪，出现胸胁苦满、口苦咽干、默默不欲饮食等肝郁犯脾的症状，故曰："少阳之为病，口苦，咽干，目眩也。"小柴胡汤为顺应"少阳为枢"特性而设立的方子，处本方不升可升，不降可降，故曰"调和"。热则升，凉则降，"和法"透邪外达而解，而欲调和，必寒热之药并处。故少阳篇皆以寒热并处之方为特点。所以，升降之方，至简为一方。经文曰："伤寒，中风，有柴胡证，但见一证便是，不必悉具。"方中君药柴胡调枢机，黄芩解决阳气郁堵以后产生的热。少阳的枢机开阖不灵，阳明的阖、顺降就会出问题，方中用半夏来解决。阳明不降，太阳的开机也不利，就用生姜来解决太阳的开机问题。为什么只用生姜而不用桂枝来处理太阳问题呢？因为主要的问题还是出现在少阳，而不是太阳，所以只用生姜稍微推一下就行了。然后再用人参、甘草、大枣，在背后加一股推动力，这样三阳的路就都畅通了。

少阳病欲解时为 03:00—09:00，显而易见，就是凌晨到上午，阳气生发的时候，自然界的阳气由幼嫩状态逐渐趋向隆盛，正符合少阳为二阳的特性。那么，少阳病在这个时间段容易缓解也就可以理解了。

阳明宜阖，两阳合而盛大为阳明。就是阳气生发到一定状态的时候，就要开始转入收藏。阖则腐熟水谷；阖之太过，津液被灼，谷食干结成胃家实；开则太阳阳明合病，下利清谷。阳明为阖是指它聚合阳气（少阳与太阳之气）于胃肠道，这样才能蒸化津液，传导化物，化生精气，把水谷之气转化合成为人体的阳气与津液，并以阳气为主。胃肠道这种转化的能力，就是阳明之气的功能体现，有利于收藏和蓄积阳气。阳明为足阳明胃经和手阳明大肠经，阳明病为里实热证，阳明经的病变多采用"下法"，促进病邪从二便而解。《伤寒论》阳明病篇提纲："阳明之为病，胃家实是也。"如果阳明不阖，阳热不降，一直浮越在外，轻的叫阳明气分证，出现身大热、大渴、大汗、脉洪大的四大症，就要用到白虎汤。当这个阳热灼伤津液之后，在人体就会出现大便秘结，腹部板硬，上部之气更降不下来，可伴有神志昏冒，此为阳明腑实证，而大承气汤就可以解决这个问题。这些都是顺应了"阳明为阖"特性而设立的方子。

阳明病欲解时为15:00—21:00，此时为太阳逐渐西下的黄昏之时，自然界的阳气由隆盛状态趋向衰减，人体内的阳气活动开始进入"收"的状态，正符合阳明为三阳的特性，在这个时间段阳明病容易缓解也就不难理解了。

三阳经的开阖枢不是相互孤立的，而是密切联系的。太阳开的功能失常可影响少阳枢转功能的发挥，少阳枢转功能失常亦可影响太阳开发释放功能的发挥，如柴胡桂枝汤即为太少两者功能失常而设。同时，阳明功能失常可以影响少阳枢机功能发挥，反之亦然，如大柴胡汤即为阳明少阳功能失常而设。故《素问·阴阳离合论》曰："是故三阳之离合也，太阳为开，阳明为阖，少阳为枢。三经者，不得相失也，搏而勿浮，命曰一阳。"

## 2. 三阴经的开阖枢与欲解时释义

对三阴经的开阖枢的理解与三阳经相同，即太阴经位于太极图的西南方位，阳明之顶面即为太阴，夏至以后，正是阳气渐收、阴气渐长之时，故曰太阴为"开"，此时的太阴为阴之始，可谓之"嫩阴""一阴"；少阴在太极图之正北方位，冬至阴极而一阳生，故称之"二阴"，由于少阴是太阴、厥阴升降的枢纽，故曰"枢"；厥阴居太极图的东向南方位，为两阴交尽，称"三阴"。阴极必阳，此时阴气渐消，并合于阳，故为阴之"阖"。

太阴病欲解时是从21时至次日3时。太阴为开，指的就是当阳明开始阖阳气的时候，太阴之门就要打开，让这个阳气能够顺畅地进来，转入收藏。太阴宜开，主内，开则清升浊降。如果太阴之门不开，则阳气无从收藏，阳热不能入里温煦内脏，脏腑虚寒，最明显的就是出现腹胀、腹痛、腹泻等太阴湿土症状。开之太过，必自下利，大便稀溏。故太阴病提纲证曰："太阴之为病，腹满而吐，食不下，自利益甚，时腹自痛。"其治疗原则根据《伤寒论》第277条："以其脏有寒故也，当温之，宜服四逆辈。"

太阴是三阴病的开始，是阳气收纳入三阴之最初阶段，太阴脾虚寒是太阴病的主要机制，故阳气先到太阴助脾阳温化寒湿，调气升降，表现为"欲解"。从阳气开阖枢的圆运动来看，太阴主收纳阳气；从五脏圆运动来看，脾主升清，故太阴脾土具有收纳和上升的双重功效。太阴开则阳气入，是三阴对外的门户，是潜降阳气的必然通道，这就为后世火神派温潜法的应用提供了理论基础。

子至寅时，自然界阳气敛降到极致，即封藏，人体之气随之也封藏于里行温煦之功，故少阴寒化"欲解"。少阴的阳气来源于肾中元阳，即命门之火。它枢转敷布、温煦全身脏腑组织，是生命之根。太阴打开后，能量转入收藏蓄养，经过少阴的转枢，再通过厥阴结束蓄养状态，太阳打开，转入新一轮的生发。少阴病是六经中最后层次和最危重的阶段，少阴枢机不利，肾阳温化不足，会引起内脏的虚寒症状，多出现精神极度衰惫、欲睡不得、似睡非睡的昏迷状态。故曰："少阴之为病，脉微细，但欲寐。"又曰："少阴病，恶寒身蜷而利，手足逆冷者，不治。"

邪犯少阴，既可从阴化寒，又可从阳化热。少阴寒化证为阳气不足，病邪内入，从阴化寒，呈现出全身性的虚寒征象。治宜急温少阴，方用四逆汤。若脉微欲绝，反不恶寒，甚至面赤，为阴盛格阳，治宜回阳救逆，方用通脉四逆汤。少阴热化证为少阴阴虚阳亢，从阳化热的证候。本证多见心烦不得卧，口燥咽干，舌尖红赤，脉象细数。治宜滋阴清热，方用黄连阿胶汤或潜阳封髓丹。但是扶阳学派认为，肾的元阳通过暖土，生化后天的一切阴分（包括肝肾之阴），其中的水谷之精又能补充先天的肾精以"并而充身"。如水谷之精不足，不能补充肾精，则化气乏源，同样造成肾阳虚。故元阳虚衰，既可引起肝肾之阴不足，又可使阳虚加重。另外，阶段性的肝肾阴虚，可引起阳亢，持续阳气上亢则使"精化气"太过，即耗精过多，引起肾精不足，化气乏源，终致阳气内虚，所谓"壮火食气"也。故而无论是"寒化"还是"热化"，其根本原因是肾阳虚衰所导致的，最终解决的方法还是用四逆辈，它既可以解决枢机问题，又能解决坎水不足、虚阳上浮的问题。

厥阴为"两阴交尽"，其主时为丑至卯时，此时阴气盛极，自然界阳气敛降到极点之后开始上升，人体之气随之开始升发，故厥阴宜阖。厥阴之病，在于阴未尽消、阳欲来复，出现寒热交争，病证往往变化多端，寒热虚实错杂。故曰："厥阴之为病，消渴，气上撞心，心中疼热，饥而不欲食，食则吐蛔，下之利不止。"如患者热多寒少，疾病可借此阳气来复之机而减轻，表现为"欲解"；如寒多热少，则此时阳气无法升发出去，导致病情加重表现为"欲剧"。如《伤寒论》第342条曰："伤寒厥四日，热反三日，复厥五日，其病为进，寒多热少，阳气退，故为进也。"第341条曰："伤寒发热四日，厥反三日，复热四日，厥少热多者，其病当愈。"

生理状态下厥阴既是阴气之终，也是阳气复生之所。病理状态下厥阴往往表现为"阴极阳衰"和"阴尽阳生"的变化，因此，厥阴病既有阴盛阳衰之寒证、阴阳离决之危证，又有阴尽阳生之自愈证、阴阳进退之厥热胜复证和寒热错杂证。故药以寒温并用，如乌梅丸、干姜芩连人参汤、麻黄升麻汤；或者只见有热，用白虎汤、栀子豉汤、白头翁汤；或者只见有寒，用通脉四逆汤、当归四逆汤、吴茱萸汤等。

总之，六经辨证与"一气周流"理论有明确的相关性，其实质就是阳气盛衰节律的六种时空对应状态。扶阳学派从阳气升发的角度出发，归纳出六经本身具有圆运动的规律，以一个崭新的角度揭示六经的科学内涵及其所蕴含的系统科学的基本思想，使《伤寒论》六经思维模型化，突显"一气周流"之开阖枢理论对于六经辨证实际应用的指导意义，对于彰明承扬中医原创思维，使之转化、显现为普遍的临床效验，具有重要意义！

# 第四节　五脏本土
## ——中医辨证论治的终极旨归

　　"五脏本土"是指以五脏为中心的人体生命功能是在土的基础上运行的，而最终又以土的属性为旨归。天地万物的运动归根结底乃阴阳二气的交感气化活动，而五行之木火土金水乃是阴阳交感气化活动在五行层次上的不同表现形式。土居中，其性平，意味着在土之运行中，阴阳二气之交感气化处于"阴阳匀平"的状态。"五脏本土"法则，亦可谓以五脏为中心的人之生命的正常功能建立在"阴阳匀平"的基础上，又以"阴阳匀平"为其功能协同后的作用旨归。

　　人之本土性，指人之生命整体的本质属性在五行中属土，或曰人体生命的气化活动整体的本质属性与天地五行中的土行属性一致。五行者，天地间木火土金水五种基本运行属性也。《素问·天元纪大论》曰："夫五运阴阳者，天地之道也，万物之纲纪，变化之父母，生杀之本始，神明之府也。"此五运即五行也。而《灵枢·阴阳二十五人》又曰："天地之间，六合之内，不离于五，人亦应之。"即是说，生命整体本质属土的人体与天地万物一样，其本身中亦具有五行，而人体生命整体的本土性本质，要求人体自身五行之气化活动，乃是以完成人之生命土的属性的完整表达为目的的。

　　本土思想是《黄帝内经》理论的集中体现，充分体现了整体观、天人合一观，并以《伤寒论》《金匮要略》为辨证立法依据，存其津液，培本土之胃气，调以甘药。《医理真传》学问的特别之处，在于深刻阐明了人身先后天的本质内涵及人身先后天立极的体用合一性，昭示人体生命本质的本土属性，以及培土生精、以平为期的疾病治疗宗旨。

## 一、《周易》和《黄帝内经》关于人之本土属性的探析

中土五行，是五行之间的又一种关系模式，在这一模式中，五行之间是有主次的，即居中央的土控制分列四方的木火金水四行，即土虽然属五行中其中一个元素，但是对整个宇宙和生命体起到主导性作用，土能生万物，土居中央具有特殊位置，一切生命现象和物质交换皆须与土气相结合才能发生和产生变化，即"土与金木水火杂，以成百物"（《国语·郑语》）。金木水火四行的联系、物质交换、能量代谢皆须在土气的作用下而发生，故有土统四行之说。

《淮南子》认为，土制四方而不主时，木火金水四行各主一季，如《淮南子·天文训》篇记载："中央，土也，其帝黄帝，其佐后土，执绳而制四方。"董仲舒《春秋繁露》亦指出："五行莫贵于土，土之于四时，无所命者，不与火分功名。"此"五行莫贵于土"的说法，也是"中土五行"理论中以土为核心的体现。

### （一）《周易》的中土思想

《周易》作为群经之首，自古便被人们誉为中国传统文化之源。郑氏精研《周易》，探赜索引，善以易理释医理。《周

易·系辞》言："河出图，洛出书，圣人则之。"伏羲依河图以演八卦，大禹据洛书而定九州，河图洛书一直被人们称为阴阳五行术数的源头。河图其数以一六居下，二七居上，三八居左，四九居右，五十居中；洛书其数以戴九履一，左三右七，二四为肩，六八为足，五居于中，可见河图、洛书中皆以五居中央。五为土之生数，其余四象必合土之生数方可成形，《周易参同契》所言"土旺四季，罗络始终，青赤白黑，各居一方，皆禀中宫，戊己之功"亦是此意。唐容川在《医易通说》中也指出："盖中五者，太极也。四方者，四象也。中五之极，临制四方，五行皆得中五，乃能生成，所谓物物皆有一太极。"土居中央，兼统四方之气，而受承化生万物，为万物之母。土取坤象，《周易·象传》曰："至哉坤元，万物资生，乃顺承天。坤厚载物，德合无疆。含弘光大，品物咸亨。"土承载长养万物，万物得土方能亨通，可见在易学中，土居重要地位，是化生万物的物质基础。郑氏在《医理真传》开篇即言"坤为地，属土，纯阴也，称为老母、老阴""初生之龙也，养于坤土之中"，确立全书坤土的重要地位，指出土寓长养之功。在"五行总括图"上，也以图表形式归纳出脾胃为土，居中央，喻坤、艮二卦，而应四季等特点。由此可见，郑氏提出的"五行之要在中土"等观点在一定程度上受《周易》中土思想的影响。

## （二）《黄帝内经》中土思想探析

### 1.重视"中土五行"理论

《黄帝内经》特别强调中土脾胃在人体生命过程中的重要

性，这种重视中土脾胃的思想恰是"中土五行"理论在《黄帝内经》中应用的体现。

首先，从《黄帝内经》专篇论述来看，只有对中土脾胃专设《素问·太阴阳明论》篇来论述其发病规律和病理特点，而其他脏腑则无此专论，从这一点足以说明《黄帝内经》对脾胃的重视。其次，从内容上看，如《素问·太阴阳明论》言："脾者土也，治中央，常以四时长四脏，各十八日寄治，不得独主于时也。脾脏者，常著胃土之精也，土者生万物而法天地，故上下至头足，不得主时也。"脾胃具坤土之德，其独特的生理位置及功能决定了土在藏象中的"中轴"作用。春生、夏长、秋收、冬藏，在季节的更迭中，无不以土的斡旋功能使得他脏功能得以顺利行使。

《素问·玉机真脏论》言："脾脉者，土也，孤脏以灌四傍者也。"孤脏，指土为万物之母，以其位尊独而称"孤脏"，又指脾脏居中央而不主时，寄旺于四季，以其主水谷之化源滋润濡养肝、心、肺、肾而谓之"孤脏"。在《素问·灵兰秘典论》中，脾胃被称为"仓廪之官"。在《素问·刺法论》中言"脾为谏议之官，知周出焉""胃为仓廪之官，五味出焉"。"仓廪"意为全身营养的根本，其具体含义可以概括为气血之源、五脏之本、气机之枢。

而中土为气机升降的枢纽，在《素问·经脉别论》中提到："饮入于胃，游溢精气，上输于脾。脾气散精，上归于肺，通调水道，下输膀胱。"这段话论述了津液在人体内的代谢途径，涉及胃、脾、肺、三焦、膀胱及肾等脏腑共同的参与，中土则是整个过程的枢机，己土左升，戊土右降，人体气机方得协调运作。

**2. 提出人的"本土性"理论**

古代先贤非常智慧，把世间有生命的万物称为虫，划分五大类别，即毛虫、羽虫、倮虫、介虫、鳞虫。《大戴礼》云："有羽之虫三百六十，而凤凰为之长；有毛之虫三百六十，而麒麟为之长；有甲之虫三百六十，而神龟为之长；有鳞之虫三百六十，而蛟龙为之长；有倮之虫三百六十，而圣人为之长。"

《黄帝内经》对人的本土属性也做了精妙论述。如在《素问·五运行大论》和《素问·五常政大论》里面就有关于"五虫"的论述："木德周行，阳舒阴布……其应春，其虫毛……其味酸……其数八……其脏心……其应夏，其虫羽……其味苦……其数七……其脏脾……其应长夏，其虫倮……其味甘……其数五……其脏肺……其应秋，其虫介……其味辛……其数九……其脏肾……其应冬，其虫鳞……其味咸……其数六。"又曰："其色为苍，其化为荣，其虫毛……其色为赤，其化为茂，其虫羽……其色为黄，其化为盈，其虫倮……其色为白，其化为敛，其虫介……其色为黑，其化为肃，其虫鳞。"这些论述表明五行之气化生五虫：木气化生毛虫，火气化生羽虫，土气化生倮虫，金气化生介虫，水气化生鳞虫。因此，《黄帝内经》也明确提出毛虫属木，羽虫属火，倮虫属土，介虫属金，鳞虫属水。五类属性的物类分别属于各不同的五行。人为倮虫之长，也就是作为土虫这一类中最具代表性的动物（图1-4-1）。

倮虫也作嬴虫。倮通裸，即无毛覆盖的意思，指人类及蛙、蚯蚓等，人为倮虫之长。人为什么是万物之灵长呢？很重要的一个方面因为它是土虫之长，与其土性有关。一个人身，虽然有木、火、土、金、水之分，心、肝、脾、肺、肾之别，但作为人这个种属而言，整个它就叫倮虫，整个都属于土。就像我们居住的这个地球，地球上虽然有金、木、火、水、土的区别，但就整个地球而言，它是归属于土的。英文单词"earth"就既有地球的意思，又有土地的意思。人的这个总的归属与地球的归属相应、相同。而土能孕育、化生万物、承载万物。

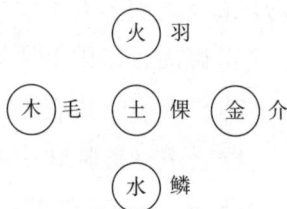

$$\text{火} \; 羽$$

$$\text{木} \; 毛 \quad \text{土} \; 倮 \quad \text{金} \; 介$$

$$\text{水} \; 鳞$$

**图 1-4-1　五虫五行属性图**

《素问·天元纪大论》曰："天有五行，御五位以生寒暑燥湿风；人有五脏化五气，以生喜怒思忧恐。"张志聪注曰："天有五行者，丹黅苍素玄之五气也。五位，五方之位，地之五行也……人有五脏化五气，以生喜怒忧思恐……五气，五行之气，风热湿燥寒也。喜怒忧思恐，五脏之神志也。夫在天为气，在地成形，形气相感，而万物化生。人本乎地之五行而成此形，以有形之五脏，化五气，生五志，而复通乎天气。"

天地之"大五行"生风寒暑湿燥火，人体"小五行"同样生风寒暑湿燥火以通乎天气。人属天地大五行中的土，故人体小五行化生的气合称为本土之气。《素问·生气通天论》

曰："夫自古通天者，生之本，本于阴阳，天地之间，六合之内，其气九州九窍、五脏、十二节，皆通乎天气。"高士宗注曰："生气通天者，人身阴阳五行之气，生生不已，上通于天也。"张志聪注曰："凡人有生，受气于天，故通乎天者，乃所生之本……是以天地之间，六合之内，其地气之九州，人气之九窍、五脏、十二节，皆通乎天气。"这充分说明人本土之气通于天气而成一整体，反映天人合一观（图1-4-2）。

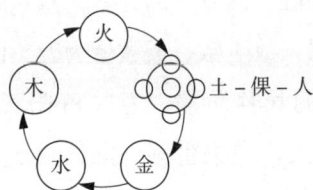

**图1-4-2  人的本土属性五行示意图**

### 3. 人体小五行的具体阐释

《黄帝素问直解》曰："凡人之生，各具五行，故其生五。五行之理，通贯三才，故其气三。人之一身，三才具备……"五是土之数，人属大五行之土，此土包含天地人，故人的本土性包含天地人三者的整体性。人体五行属小五行，天地属大五行，天地大五行决定人体的小五行。人在天地大五行中属土，即整个人都是土，人体本身又分为五行，故人体的小五行是建立在这个"大土"之上的五行，可以定义为土之木、土之火、土之土、土之金和土之水，这个土很形象，人之五行非土不成。故《灵枢·阴阳二十五人》云："天地之间，六合之内，不离于五，人亦应之。"

该理论在河图和洛书中得以验证。河图及洛书中土皆居于中央，五为万物之母。洛书配八卦，亦独中五无卦与其相配，形成"中五立极"。河图之数的口诀："天一生水，地六成之；地二生火，天七成之；天三生木，地八成之；地四生金，天九成之；天五生土，地十成之。"在这里是水数一、火数二、木数三、金数四、土数五。它们都加上一个土的生数五，结果就成为六七八九十，这六是水的成数，七是火的成数，八是木的成数，九是金的成数，十是土的成数。也就是五行的成数都以一个土的生数为基础，寓有土的元素，意味着人之五行非土不成。土为生数之祖，故生数、成数皆为五（图1-4-3）。

五数为生命的长养阶段，意味着阳气的滋生、脏气得养。"五"居正中央，中央生湿，湿气通于脾，故脾居正中，与"五"数最为关联，"五"旺于人生命过程的自始至终。《素问·金匮真言论》有言："中央黄色，入通于脾……其类土……其数五。"即为五作成数之例。

河图数的支撑：人之五行，非土不成。五行生数＋土数＝五行成数。

水：1+5=6；火：2+5=7；木：3+5=8；金：4+5=9；土：5+5=10。

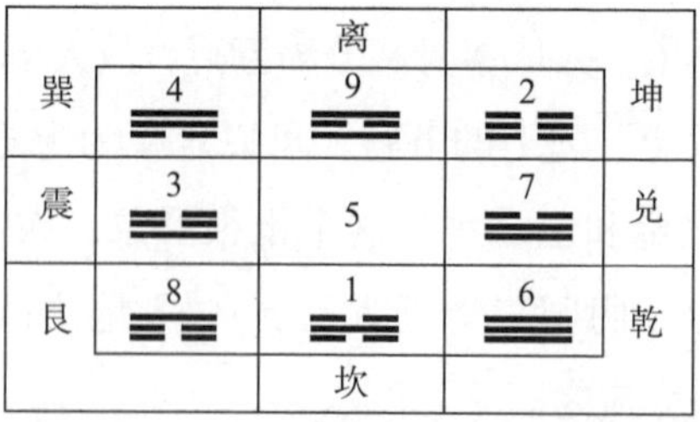

| 巽 | 4 ☴ | 离 9 ☲ | 2 ☷ | 坤 |
|----|------|--------|------|----|
| 震 | 3 ☳ | 5 | 7 ☱ | 兑 |
| 艮 | 8 ☶ | 1 ☵ | 6 ☰ | 乾 |
| | | 坎 | | |

图1-4-3 洛书之数与周易后天八卦的关系

《素问·阴阳应象大论》曰："东方生风，风生木……南方生热，热生火……中央生湿，湿生土……西方生燥，燥生金……北方生寒，寒生水……"张志聪解释："是以在天则为风为热为湿为燥为寒，在地则为木为火为土为金为水，在体则为筋为脉为肉为皮毛为骨，在脏则为肝为心为脾为肺为肾。在声则为呼为笑为歌为哭为呻，在变动则为握为忧为哕为咳为栗，在窍则为目为舌为口为鼻为耳，在色则为苍黄赤白黑。"此段把人体小五行系统联系起来阐述，构成人体自身的整体性。风寒暑湿燥热，合称为本土之气。本土之气通过五味养人体小五行，小五行又化生五气通于本土之气，表明人体小五行系统构成一整体。

### （三）人的本土生化机制

#### 1. 胃气化生后天之精

《素问·经脉别论》曰："食气入胃，散精于肝，淫气于筋……饮入于胃，游溢精气，上输于脾。脾气散精，上归于肺；通调水道，下输膀胱。水精四布，五经并行，合于四时五脏阴阳，揆度以为常也。"饮食入胃后，分为阴和阳两部分，其中阳的部分自然发挥阳升的作用，阴的部分自然发挥阴降的作用。"清阳出上窍，浊阴出下窍；清阳发腠理，浊阴走五脏；清阳实四肢，浊阴归六腑。"饮食入胃以后，经过腐熟运化，分为清阳和浊阴两个部分。浊阴不仅包括糟粕，还包括精的部分。

由此可知，水谷精微是人本土的物质基础，水谷精微的化生需要中焦脾胃的运化。胃腐熟水谷化为津液，脾为胃行其津液，脾胃柔和之气即胃气。胃气随津液流行全身，行于上焦化为气，"上焦开发，宣五谷味，熏肤充身泽毛，若雾露之溉，是谓气"。行于中焦化为血，"中焦受气取汁，变化而赤是谓血"。行于下焦排出糟粕，"下焦者，别回肠，注于膀胱，而渗入焉。故水谷者，常并居于胃中，成糟粕，而俱下于大肠而成下焦。渗而俱下，济泌别汁，循下焦而渗入膀胱焉"。气血即水谷之精，气血循三焦运行代谢，其中精微部分化为后天之精储存待用。整个代谢过程是胃气化水谷精微，胃气输布脏腑，储存为后天之精，滋养人体五行。

**2. 先天之精化生胃气**

胃气是本土匀平之气，属土，五行生克中火生土，因此胃气的生成全靠火。脾的运化必须得肾阳的温煦始能健化；肾精又赖脾运化水谷精微的不断补充，才能旺盛。故《医门棒喝》曰："脾胃之能生化者，实由肾中元阳之鼓舞，而元阳以固密为贵，其所以能固密者，又赖脾胃生化阴精以涵育耳。"以上充分说明先天温养激发后天，后天补充培育先天。《景岳全书·脾胃论》曰："水谷之海本赖先天为之主，而精血之海又赖后天为之资。故人之自生至死，凡先天之不足者，但得后天培养之力，则补天之功，亦可居其强半。"

肾精不足与脾精不充，脾气虚弱与肾气虚亏，脾阳虚损与命门火衰等常可相互影响，互为因果。如肾阳不足，不能温煦脾阳，致脾阳不振或脾阳久虚，进而损及肾阳，引起肾阳亦虚，两者最终导致脾肾阳虚，多表现为畏寒腹痛、腰膝酸软、五更泄泻、完谷不化等；肾精不足，不能温养脾精，脾精不充，进而脾肾精虚。土之水为藏精起亟之所，肾阳火生于此精，肾阳火生养胃气，胃气化水谷精微为后天之精，后天之精滋养先天之精，如此精气充沛和合，自然化甘平之水谷精微建立生长化收藏的良性循环。这便是维持人本的生化机制。

所以，先后天统一的根本点是本土生精，其融合火、土、胃气和精四者的关系，是火生本土，本土之胃气生精，精生火，浑然一体，高度统一。如此才能为平人，真正体现人的本土性。

## 二、郑钦安对中土学术思想的继承与发扬

郑氏在《医理真传》开篇即言："坤为地，属土，纯阴也，称为老母、老阴。"又曰："初生之龙也，养于坤土之中。"确立了全书坤土的重要地位，指出了土寓长养之功。"五行总括图"也以图表形式归纳出脾胃为土，居中央，喻坤、艮二卦而应四季等特点。由此可见，郑氏提出的"五行之要在中土"等观点在一定程度上受《周易》中土思想的影响。

书中郑氏援引易学先后天之说，并在前人所论"无先天而后天不立，无后天而先天亦不生"的基础上，提出"先天与脾胃互赖，后天以中土立极"的脾胃学术思想，认为先天后天皆不离脾胃。而郑钦安在继承《伤寒论》脾胃学术思想的基础上，博纳《易经》《黄帝内经》及历代诸家之说，结合自身的临证经验，形成独具特色的"先天与脾胃互赖，后天以中土立极"的脾胃学术思想，对仲景的学术思想的研究及脾胃学说的发展起到重要的推动作用。

### （一）从先后天论脾胃升降之机

郑钦安云："君火，凡火也；相火，真火也。凡火即心，真火即肾中之阳……二火虽分，其实一气，诚阴阳之主宰也……故二火不可分，而二火亦不胜合，所以一往一来，化生中气。"对于二火与脾胃的关系，他是这样认为的："二火皆能生土，上者生凡土，即胃；下者生真土，即脾。"故其认为中土由君相二火所化生。君火、相火实际就是坎离二气，"因乾分一气，落于坤宫，遂变出后天世界，此君、相二火之由来"，又"乾分一气落于坤宫，化而为水，阴阳互根，变出后天坎离二卦，人身赖焉；二气往来，化生中土，万物生焉，二气亦赖焉"。所以，君相二火即坎离二气。坎离二气往来化生中土，万物乃生。

郑钦安提到胃土为君火所化生，脾土为相火所化生，那么君火为离，真阴寄于其中；相火为坎，真阳寄于其中。"一也者，真气也（坎中真阳），天之体也，气虽在下，实无时而不发于上也；若离中真阴，地体也，虽居于上，实无时而不降于下也。故《易》曰：'本乎天者亲上，本乎地者亲下，此阴阳升降之要。'"这正与扶阳学派创建的"阳升阴降"的理论相契合。

故胃土具先天真阴之性，其气下降，脾土具先天真阳之性，其气上升。因此，我们可以得出脾之所以能升，不是脾本身具有升之力，而是源于坎中一阳；胃之所以能降，亦非自身具有降之力，其源于离中一阴。坎阳之升源于乾分一气，离阴之降，源于坤中一气。乾坤二气又源于一元真气，即刘沅说的乾元一气，这一元气虽无升降出入之功用，却含有升降出入之势，此为一，此为中也。乾坤一分，升降即成，而生坎离二子，坎离相交是有二土。乾坤、坎离、二土虽有别，却是合而为一，合而为中即不偏不倚之势，脾胃之升降亦是合而为一，才能升降有常，保持不偏不倚之势。由此可以看出，脾胃之升降看似自主，实则源自坎离，坎离源自乾坤，乾坤源自一元真气，而其余脏腑之功用亦来源于这一元真气。就结构上而言，五脏六腑有异，然而从阴阳气化功用上来讲，五脏六腑却是一体，此非从有形实质上论，亦是郑钦安时时强调的五脏六腑皆为虚位，勿执着于后天有形之体。

### （二）提出中土脾胃为后天立极之本

前面章节已经提到，郑钦安以坎离立极是以坎离中之元阴元阳来立极，坎离中之阴阳与先天元阴元阳是等同的，两者是体用的关系，坎离中之阴阳为先天元阴元阳之用，所以说坎离为人身先天之立极。

但先天无声无形，其迹只能通过后天之象才可寻，因为天之功用在于地。"地生万物，故曰土为万物之母。人身躯壳，包藏百脉、脏腑、经络、骨节，不易乎地，故曰脾为后天"。先后天又是相互依赖，所以钦安说："无先天而后天不立，无后天而先天亦不生。"继而又强调："后天专重脾胃，人日饮食水谷入脾胃，化生精血，长养神气，以助先天之二气。"正如《灵枢·刺节真邪》所说："真气者，所受于天，与谷气并而充身也。"可见，人身立命赖此先天二气，如何维持这先天二气保证生命的延续则在于后天脾胃之功用，因为"人自出母腹，元阴元阳变为坎离，其根落在坤中""中也者，天下之大本也。后天即以中土立极"。因此，郑氏明确提出以中土脾胃为人之后天立极。在治疗上，郑氏重视调治脾胃，补后天以养先天，正如其在《医理真传》中所说："凡治一切阴虚、阳虚，务在中宫上用力。"

钦安之师"川西夫子"刘沅在《槐轩全书》中说道："乾元坤元一阴一阳之真，实太极之体也，人为万物之灵，得真阴真阳之气而生，即得真阴真阳之理为性，天地之中，太极发生之地也。人受此中气以生，故人身有太极之理，即太极之地。"人身为一小五行，秉天地之理，天地之极在中，人体之极亦在中。郑钦安接受刘沅"人体之极在中"的思想，认为形成人体的先天太极之体在人出生后就隐喻于中，即真气立极之所，人之宥密处，又称为黄庭黄中。郑钦安曰："先天纯粹之精，升于人身，浑然一气，流行六合，包罗三界，发育万物，根于呼吸，号曰宥密。这一点真窍，乃真气立极之所，万物发育之处，古圣每每秘而不宣，故称之曰宥密，又曰黄庭黄中。"又曰："五行不出二气之中，二气即在五行之内，二气乃人身立极主宰，既生五行，又以五行为归。然五行之要在中土：火无土不潜藏，木无土不植立，金无土不化生，水无土不停蓄。故曰：'土为万物之母，后天之四象咸赖焉。不独后天之四象赖之，而先天立极之二气，实赖之也。'"由此看来，先天二气为后天五行的生成来源，又归隐于后天五行，前面说过坎离二气交济往来化生中土，而中土又为金木水火四象所赖，先天二气通过化生中土，通过后天之极的中土脾胃来化生阴阳。

对于中土与四象、中土与阴阳的关系，清代黄元御有这样的描述："中者，土也。土分戊己，中气左旋，则为己土，中气右转，则为戊土，戊土为胃，己土为脾。己土上行，阴升而化阳，阳升于左，则为肝，升于上，则为心。戊土下行，阳降而化阴，阴降于右，则为肺，降于下，则为肾。肝属木而心属火，肺属金而肾属水。是人之五行也。"所谓中土戊己的升降实为坎离二气的往来活动，又曰："水、火、金、木，是名四象。四象即阴阳之升降，阴阳即中气之浮沉。分而言之，则曰四象，合而言之，不过阴阳。"阴阳是以象来表现其变化，所谓阴阳之意蕴含在五行中，其功能是通过五行来实现和显示的。因此，先天二气在后天人体交济往来于黄庭黄中，此黄庭黄中虽不必有具体的定位，但其与后天中土脾胃是密切联系的。先天二气借此后天之极衍化出后天五行的生命体系。先天以坎离立极与后天以中土脾胃立极之间是体用合一的，乾之中气与坤之中气相交相感变成"坎"，坤之中气与乾之中气相交相感变成"离"，坎离是天地中气相交相感而来的，也就是坎离得天地之中气。人得天地之中气而生，故后天亦以中土脾胃为立极之点。"二气旺，脾胃运行之机即旺，二气衰，脾胃运行之机即衰；然脾胃旺，二气始能旺，脾胃衰，二气亦立衰，先后互赖，有分之无可分，合之不胜合者也"。二气与脾胃之气同气相得，无先天之气，后天之气不可生，无后天之气，先天之气不可存，故先后天互赖。此即"知其要者，便知得此身无处非先天，亦无处非后天，先与后有浑然一太极也"之意。

## （三）郑氏中土理论思想与相关学说的比较

### 1. 与黄元御学术思想的比较

黄元御学术思想中除崇尚脾土外，尚有扶阳抑阴之观点，对"贵阴贱阳"、滥用寒凉的行为深恶痛绝。黄氏认为阳气是生命的原动力，主张温补阳气，这一观点与火神派扶阳学说相似，但两者却有不同，兹做一简要对比。

（1）扶阳之"阳"不同

黄元御扶阳之"阳"实指脾阳，在中气之治中重视脾阳的作用。脾为后天之本，位于中焦，脾阳旺盛则能化生阴精，营养脏腑，神安体健，若脾阳损伤，则无化生之源，百病丛生。他认为："阳盛则壮，阴盛则病，病于阴虚者，千百之一，病于阳虚者，尽人皆是也。"同时，在阐释少阴、厥阴病时，也突出了脾阳的作用，如他在《伤寒悬解·少阴》中曰："中气一败，堤防崩溃，寒水无制，侵凌君火，上之则飞灰不燃，下之则坚冰不解，虽有四逆、真武之法，第恐阳神已去，阴魄徒存，挽之末路，桑榆难追，故少阴之死证总因土气之败也。"

郑钦安所指扶"阳"是指人体之真"阳"，即先天之肾阳。他指出"人身一团血肉之躯，阴也。全赖一团真气运于其中而立命""真阳乃人立命之根柢，生化之源，万物活动之根"。因此，在阴阳为纲的基础上，提出了阳气为主的思想。他在《医理真传》中指出："夫人身立命，本乾元一气，落于坤宫，二气和一，化生六子，分布上、中、下。虽有定位，确是死机。全凭这一团真气，运行周流不已。"可见，他与黄元御不同的是其重视先天之肾阳，黄元御重视后天之脾阳。

（2）用药不同

黄元御将阳虚的立论多归于水寒、土湿、木郁等方面。因此，在治疗时提到"中气之治，崇阳补火，善用参、姜"，亦有用"干姜、附子暖脾而温肾""人参、桂枝达木而扶阳"，可知黄元御扶阳之法非重用暖脾、大补阳气之品，而是通过散寒、开郁等方法达到扶阳之功。郑钦安根据"真气，命根也，火种也，藏于肾中"的观点，认为扶阳之法应当根据真气的生理特性宜潜宜藏，重用姜桂附等温补药，通过峻补元阳之法扶阳潜阳，达到阴阳交济的效果。

**2. 与李东垣学术思想的比较**

李东垣在其师张元素脏腑辨证说的影响下提出"内伤脾胃，百病由生"的论点，并形成脾胃内伤学说，他对充实和发展中医学术内容作出卓越的贡献，后世称其为补土派代表。此处补土派的"土"指的是脾胃之土。而郑钦安受《黄帝内经》本土思想的影响，认为中土由君相二火即坎离二气化生，具有先天性。

（1）对火的认识不同

李东垣言："故夫饮食失节，寒温不适，脾胃乃伤。此因喜怒忧恐，损耗元气，资助心火。火与元气不两立，火胜则乘其土位，此所以病也。"又曰："心火者，阴火也。起于下焦，其系系于心。心不主令，相火代之。相火，下焦胞络之火，元气之贼也。火与元气不两立，一胜则一负。"此处李氏认为元气是正气，心不主令，相火代之，当是厥阴心包代受，其言阴火起于下焦，系于心，当是手足厥阴一气。其言火乘土位，是厥阴木火之邪克土，邪正不两立。综上，李东垣认为相火是阴火乘土。而郑氏却强调人身"全赖一团真气运于其中而立命"。肾中相火是生人本土之火，是水土合德之枢纽。他始终将先天二气贯穿于中土理论思想之中。

（2）临床用药不同

李东垣强调脾胃为元气之源。治疗上尤重升脾，主张升阳健脾，以善用"风药"为组方用药的一大特点，创补中益气汤、补脾胃泻阴火升阳汤等方，他把助火泻元气之咎归于草木，禁姜桂附，其理也多与《黄帝内经》不符。然其拓展了临床用药技巧和丰富了内伤杂病的治疗经验，功不可没。郑氏强调坎中一阳的立极作用，其所扶之"阳"指人体之真"阳"，即先天之肾阳。其擅长应用姜桂附等辛热药物，注重扶其真阳。他引出了上中下三部之阳其实一气说，并为扶阳当立足于中阳的理论铺垫。"根于阳、本于土"，可谓郑氏扶阳论最简单直接，也是最接近临床实践的写照。如桂枝、人参、黄芪扶上焦之阳；干姜、豆蔻、砂仁扶中焦之阳；天雄、附子、硫黄扶下焦之阳。郑氏在论"阳虚"数十条中，抓住了阳虚阴盛的特征，临证用大建中汤、小建中汤、理中汤、潜阳丹、回阳救急汤、封髓丹、姜桂诸方，这些方与四逆汤为同一类型，因此郑氏谓四逆汤为阳虚之主方，并始终落实于本土，使五脏元真通畅，而以培土生精为最后旨归。

## 三、五脏本土的临床指导意义

### （一）阴阳和的自愈机制

《素问·生气通天论》曰："凡阴阳之要，阳密乃固，两者不和，若春无秋，若冬无夏，因而和之，是谓圣度。"《道德经》中说："万物负阴而抱阳，冲气以为和。"阴阳处于中和的状态，万事万物才能生生不息，有条不紊地进行生长收藏，人体也同样需要阴阳和合。前文亦提到中医治疗的终极旨归是恢复或建立人体的自愈机制，而欲恢复或者建立人体的自愈机制，必然以阴阳自和为前提。阴阳要和合，则需要阳密乃固，要负阴抱阳，即阴平阳秘的状态，只有阴阳都处于适当的位置，或者说本体位置，阴阳才有和合的条件。

前面章节提到人体阴阳的本体位置：内阳外阴，下阳上阴。那么是否阴阳处于适当的本体位置就能和呢？非也。阴阳只有在阳升阴降的互根互用中达到对立统一。对立矛盾的阴阳怎么和呢？《周易》云："天地氤氲，万物化醇；男女构精，万物化生。"《礼记·中庸》说："致中和，天地位焉，万物育焉。"由此可见，"氤氲""构精"，实际上都是"中"的作用，而这个作用的集中体现是什么呢？就是"和"。我们知道"孤阴不生，独阳不长"。实际上没有"中"的阴或者没有"中"的阳，就叫作孤阴和独阳，而这样没有"中"的阴阳是没有交感、没有氤氲、没有构精的。言外之意就是有阴阳又有"中"，感就会随之而起。也可以从用的层面来讲，有阴阳又有和，其交感就会随之而起。所以为什么讲阴阳自和者必自愈呢？从这个层面回溯的话就是阴阳有"中"的就必自愈，感就会随之而起，和就会随之而生。

## （二）关于平人的定义及其治疗启示

《素问·平人气象论》曰："平人何如……平人者，不病也。"《素问·调经论》言:"阴阳匀平,以充其形,九候若一,命曰平人。"这是《黄帝内经》对平人的定义。在五行中,土性属"平"。人属土,自然阴阳匀平,称为平人。郑钦安讲:"正复神安,其病立去,即平人。"人体阴阳匀平,水谷之精才能正常代谢为阴滋养全身,化为阳气提供能量。我们可以称为土之阴与土之阳匀平。《素问·六节藏象论》曰:"脾……其味甘,其色黄,此至阴之类,通于土气。"肾虽属水,但内有肾阳,所以我们称土之土(脾)为阴,土之水(肾)为阳。因此,平人就是土之土与土之水的和合状态。

另《素问·平人气象论》云:"平人之常气禀于胃,胃者平人之常气也,人无胃气曰逆,逆者死。"张志聪注曰:"平人之常,受气于谷,谷入于胃,五脏六腑,皆以受气,故胃者平人之常气也,人无胃气,是生机已绝,绝则死矣,胃气者,中土柔和之气也。"因此,平人之气即土之柔和之气,是胃气。《灵枢·五味》曰:"胃者,五脏六腑之海也,水谷皆入于胃,五脏六腑,皆禀气于胃。"此言五脏六腑皆禀胃气。《素问·五脏别论》曰:"胃者,水谷之海,六腑之大源也。五味入口,藏于胃,以养五脏气。"此言胃气滋养人体小五行,则小五行在本土的统摄下阴阳匀平,成为平人。

故郑钦安说道:"奈何人事不齐,不无损伤,真气虽存,却借后天水谷之精气而立。故先天之本在肾,后天之本在脾,水谷之精气与先天之真气相依而行,周流上下四旁,真是无微不照也。"借助于坎卦,他又说道:"见龙在田,虽无飞腾之志,而有化育之功。是水也,无土而不停蓄,龙也,无土而不潜藏。故土覆水上,水在地中,水中有龙,而水不至寒极,地得龙潜，而地即能冲和，水土合德，世界大成矣。"刘力红亦在《思考中医》一书说："乾之中爻交坤而生坎，坤虽变坎，而余体尚在。故坤坎同居，水土合德。坤德为藏，坎德亦为藏。藏什么呢？其实就是藏的这坎中之阳。"人出生后已是后天层面，即以坎离立极，但郑钦安关注坎离之母体，注重乾坤变化，重视一元真气的升降出入。故其说："今人着重在后天坎离之阴阳，而不知着重坎离中立极之阴阳，故用药多错误也。"从郑钦安对坎形成的认识，我们可以看到其描绘了一个象：坎中一阳，即是真阳，阳性动，刚烈而易耗散，需要潜藏才有化育之功，否则发而为病就会出现元气不纳、元阳外越、虚火上冲等现象。

"以土伏火"是郑钦安对阴阳关系的理解，那么以土伏火是阴阳怎样的一种关系呢？就是"阴平阳秘"的状态。乾为阳，坤为阴，"阴者，藏精而起亟也"，阴之用为藏，坤土具有阴的性质，故其能藏，其对于阳气的密固，为维持阳气当其位发挥了重要的作用。"地势坤，君子以厚德载物"，土厚才能承载万物，藏纳万物。"人法地"，人为倮虫之长，属土。人之立足点、出发点在于土上。中医辨证论治落实之处为保存真气，而真气之保存又在于能否维持脾胃中土之性平，故郑钦安说："至于用药机关，即在这后天脾土上，仲景故立建中、理中二法。"

### （三）培土生精的疾病治疗旨归

《素问·刺法论》说："正气存内，邪不可干。"《金匮要略》曰："客气邪风，中人多死……若人能养慎，不令邪风干忤经络，适中经络，未流传脏腑，即医治之。"由此得知，人本土发病机制是正气虚，破坏人本土统一性。因外感风邪入经络脏腑发为内伤，故人体发病的原因是正气虚，感受贼风。正气即人本土之精气，故治之当"谨守病机，各司其属，有者求之，无者求之，盛者责之，虚者责之，必先五胜，疏其血气，令其调达，而致和平，此之谓也"。

前文言平人是健康标准，化生水谷精微是健康基础。如此阴阳匀平，是平人者不病。若患病，就是阴阳不匀平，精气不能互相化生，人本土先后天不得统一，则精气不能充沛，水谷精微不足，健康基础被破坏，表现为虚象。因此精气虚，火不能生土，精气虚是人体发病的根本病机，即所谓"精气夺则虚"。三焦津液代谢失常表现为局部邪气盛，然从人本土的五行性考虑是精气虚，打破了人本土与精的统一性。故其治疗当"实则泻之，虚则补之，必先去其血脉而后调之，无问其病，以平为期"。俟"邪气布散，精气乃得存""是邪却而精胜也"。故病之虚实皆与精气有关，无论补泻，最后旨归当恢复人本土阴阳匀平气，以平为期，即存养此精气，维持人本土与精的统一性成为平人。无论虚实，首当生养胃气，则五脏元真通畅，人气安和。由此得出，无论虚实，从本土思想出发，虽然有虚实补泻之不同，但最终存养精与胃气，殊途同归。

"精者，生之本也""治病必求于本"，可见疾病之治疗当以精为本，最后的治疗根本是填精，但治疗过程又必须遵循：①虚则补其母。火生土，本土之精气虚，则需用火培土，用土生精，精则进一步化生胃气，如此培土生精，建立良性循环，先后天得以统一，才能从根本上恢复至平人。②实则泻其子。

土为金母，火克金，实证亦用火炼金，则金能生水。因土之水藏精，实证亦不离培土生精。由此得知，无论补泻，当用火培土，土生精，火土相生，使先后天高度统一，由本土生精的统一性得出培土生精贯彻始终，是疾病的治疗旨归。

当然，虽然说精气虚是疾病发生的根本病机，但治疗时必须分清标本虚实。因此，不能单一填精，必须先疏其血气，令其条达，而后培土生精才能达到阴阳匀平。根据本土与精的统一性，扶阳学派总结出培土生精可分为三步：一是宣通中上焦；二是温通中下焦，两步助胃气与精的初步统一；三是培土生精，维持本土生精的统一性。故临床依此三步，次第谨然，是其常；然特殊情况又当互为先后，是其变。此即常为本，变为标，互为标本。故《素问·标本病传论》有言："知标本者，万举万当，不知标本，是谓妄行。"

# 第二章

# 扶阳思想指导下的治则治法阐释

扶阳的概念是集扶助阳气、顾护阳气、调理阳气于一身的高度概括。扶阳是对维护人体阳气功能具有普遍指导意义的医学原则和理念，其概念有广义与狭义之分。广义扶阳，是指在防治疾病时，均应时刻注意保护人体阳气的一种医学思想。这是基于阳气对人体的重要性而提出来的，对维护人体阳气功能具有普遍指导意义。通过扶阳医学理论的倡导，强调医者在防治疾病时，均应时刻注意保护人体阳气。狭义扶阳，即扶助阳气，是指以运用温热药物为主，或是其他同效应的手段和方法达到扶助阳气作用的治法。根据张仲景及后世医家对临床阳虚阴寒证的治疗经验，以温热性质的方药，扶助人体阳气，纠正各种原因导致阳气虚弱或阴寒内盛，甚至亡阳所致病证的理念和治法，是最常用的也是最能体现扶阳思想原则的代表性治法之一。温阳、助阳、壮阳、固阳、回阳、救阳及潜阳等具体治法均属于狭义扶阳统领的范畴。王冰所言"益火之源，以消阴翳"，即扶阳抑阴治法思想的体现。

郑钦安曾言："万病不离伤寒。"他论治阳虚证，强调"治之但扶其真阳"。卢铸之直承了该观点，认为"治病立法在于以火消阴""病在阳者，扶阳抑阴；病在阴者，用阳化阴"。卢崇汉继续发扬之，创扶阳宣通与温补两大法门，提出三阳病以宣通为要务，以桂枝法为代表性治法；三阴病重在温复阳气，以四逆法为代表性治法。两种治法紧密联系，互通互补，才能将扶阳的思想灵活地运用于临床。本工作室称之为"三焦次第疗法"，确定了以该疗法为技术核心的新方案，大大提高了疾病的诊治水平。

# 第一节　三焦次第疗法的创建

扶阳医学重视扶阳理念和技术手段，立足于人体之阴阳而认识疾病，匡扶阳气之目的在于恢复人体的阴阳本体结构，从而人体启动自愈机制，达到"阴阳合"的状态。扶阳之技术手段遵循"观其脉证，知犯何逆，随证治之"的治疗原则，注重从次第考察疾病之进退，进而把握证候的层次与治疗方向性。因此，在临证过程中先用何方，后用何方，是一个关乎于道的问题，是非常讲究的，"物有本末，事有终始，知所先后，则近道矣"。治疗次第正确，虽失不远；次第不清，失之远矣。本工作室在吸收与继承前贤扶阳理念的基础上，首次提出"阳升阴降，内阳外阴"的阴阳结构关系，并将理论联系临床实践，提出次第治疗的特色疗法，以期为疾病诊治提供普适性的借鉴。

## 一、桂枝汤与四逆汤的基本解及意义

桂枝汤和四逆汤分别来自《伤寒论》的太阳病篇和少阴病篇，而本学派分别以太阳病和少阴病统伤寒中的三阳病和三阴病，所以治病要把好外感病的太阳关，慎防伤及少阴之阳。故以上两首代表性的处方灵活加减应用以促进三焦气机的正常运转。

## （一）基于"一气周流"运动的桂枝汤与四逆汤的方解

郑钦安在《医理真传》和《医法圆通》之中多处讲到桂枝汤，集中论述在《医法圆通》中的"太阳经用药图"中，他称桂枝汤是"调和阴阳第一法"。接着又在"桂枝汤圆通应用法"中说："按桂枝汤一方，乃调和阴阳，彻上彻下，能内能外之方，非仅治仲景原文所论病条而已……不仅治伤风症，凡太阳经地面之病，皆可用得。"他还指出："今人不明圣意，死守陈法，不敢变通，由其不识阴阳之妙，变化之机也，予亦粗知医，常于临证时多用此方，应手辄效。因思桂枝汤方，原不仅治一伤风证。凡属太阳经地面之病，皆可用得。"郑氏对桂枝汤用药意解很是精辟："桂枝辛温，能化太阳之气；生姜辛散，能宣一切滞机。桂枝与生姜同气相应，合甘草之甘，能调周身之阳气，故曰辛甘化阳。阳气既化，恐阴不与之俱化，而邪亦未必遽出也，又得芍药之苦平，大枣之甘平，苦与甘合，足以调周身之阴液，故曰苦甘化阴。阴阳合化，协于中和，二气流通，自然无滞机矣。故曰营卫协和，则病愈。仲景更加服粥以助之，一取水谷之精以为汗，一是壮正气而胜邪气也。"

应该说调和营卫和调和阴阳具有同样的意义。因为营属阴，源自中焦，卫属阳，源自下焦。《灵枢·营卫生会》提到："营出中焦，卫出下焦。"营气化生于中焦的水谷精微，由谷入于胃，中焦受气取汁化为精微而上注于肺，乃自手太阴始，周行于经隧之中，故营气出于中焦。卫气根于肾中阳气，卫气的运行白昼始于足太阳膀胱经而行于阳分，夜晚始于足少阴肾经而行于阴分，其经气自下焦肾和膀胱出。实际上卫气乃生发于下焦肾气，化源于中焦脾胃，宣发于上焦心肺。张仲景于《伤寒论·平脉法》中提出"阴阳相抱，营卫俱行"，营卫之气的畅通与否同阴阳之气的协调是相辅相成的。阴阳平和，则营卫充盈畅通；营卫之气通达周身，则阴阳之气流转稳固，则一气运动能够继续周流不息。

四逆汤出自仲景《伤寒论》，是回阳救逆第一要方。《伤寒论》中明确论述四逆汤的条文有 13 条，其主要临床表现和病因病机，大致可归纳为以下五个方面：一是畏寒蜷卧，手足厥冷，冷汗自出；二是吐利，下利清谷，自利而渴；三是小便不利，或小便清长；四是但欲寐；五是脉沉，或脉微细，或脉微欲绝，或脉沉伏不出。所有这些症状均是少阴肾阳虚衰所致。四逆汤由炙甘草、干姜、附子 3 味药物组方而成，主治少阴心肾阳虚、阴寒内盛之四肢厥逆证。方中附子大辛大热，其纯阳之性温肾回阳，祛寒救逆。《伤寒溯源集》曰："附子辛热，直走下焦，大补命门之真阳，故能治下焦逆上之寒邪，助清阳之升发而腾达于四肢，则阳回气暖而四肢无厥逆之患矣。"陈修园云："附子辛温，火性迅速无处不到，故为回阳救逆之第一要药。"干姜辛热，温中散寒，助阳通脉。《本经疏证》曰："附子以走下，干姜以守中，有姜无附，难收斩将夺旗之功，有附无姜，难取坚壁不动之效。"附子、干姜同用，可温壮脾肾之阳，祛寒救逆。两者合用，一温先天以生后天，二温后天以养先天，相得益彰。炙甘草用意有三：一是固护阴液，缓姜附燥烈之性；二是缓附子之毒；三是温健脾阳，调中补虚。三药合用，药简力专效宏，共奏温补脾肾、回阳救逆之功。肾阳得复则一身之阳皆足。《医理真传》载："四逆汤一方，乃回阳救逆之主方……考古人云：热不过附子，可知附子是一团烈火也。凡人一身，全赖一团真火，真火欲绝，故病见纯阴。仲景深通造化之微，知附子之力，能补先天欲绝之火种，故用之以为君，又虑群阴阻塞，不能直入根蒂，故佐以干姜之辛温而散，以为前驱，荡尽阴邪，迎阳归舍，火种复兴，而性命立复，故曰回阳。阳气既回，若无土以复之，光焰易熄，虽生不永，故继以甘草之甘，以缓其正气。缓者，即伏之之意也。真火伏藏，命根永固，又得重生也。"故恢复人体"内阳外阴"的健康状态和功能，扶阳学派认为四逆汤是推极之方，其强调坎中一阳，在坎上立法，是水土合德之方，是阴阳兼顾合一之方。

## （二）桂枝汤与四逆汤的推衍及其临证意义

仲景立法，示人以立方之规。桂枝汤、四逆汤之于《伤寒论》垂法立方有鲜明的典范作用。扶阳学派更重阳气之作用，在桂枝汤基础上去白芍的性寒酸收和大枣的滋腻，从而加强温通扶阳的作用，加强散寒解表、调和营卫、固护中土的作用。其不仅继承发扬了桂枝汤的原有应用，还将临床适用范围进一步扩大，将张仲景桂枝法具有调和阴阳、疏通阴阳道路的作用进行了充分发挥及运用。

张仲景将桂枝汤作为《伤寒论》中开篇第一方，主治三阳病中的第一环节之太阳经病。桂枝汤功效为调和营卫，营卫和则外邪难侵。以桂枝汤为基底，组方中药物性味以辛温为主，多入脾、胃、肺经，苍术、南山楂、茯苓、法半夏、石菖蒲皆为健脾除湿、温运中焦之良药。仲景之《伤寒论·辨脉法》云："中焦不治，胃气上冲，脾气不转，胃中为浊，营卫不通，血凝不流。"中焦脾胃功能影响营卫之气运转，营卫之气来源于水谷精微，脾胃腐熟水谷、升清降浊。早在《灵枢·营卫生会》中就已提出："谷入于胃，以传与肺，五脏六腑，皆以受气，其清者为营，浊者为卫。"桂枝法以诸多温通中焦之药物，意在补益脾胃，中焦脾胃功能正常，营卫之气方能正常生成与畅行。卫主气，营主血；卫属阳，营用阴；营卫之气盛衰关乎气血阴阳，桂枝法以清温之法通畅中上焦，行利营卫之气，温通太阳经，太阳经开，则阳气方可出。桂枝法具有通达内外之功用，外可达于皮毛，内可温通脏腑三焦气机，使内外畅达而阴阳和，形成阴阳交泰之象。

扶阳学派善加减应用桂枝汤和四逆汤，创宣通和温补两大法门。其中，郑钦安在《医理真传》中对两大法门进行概括性的描述："大抵由外而入者，气机之阻；由内而出者，气机之微也。"在此认识下，他提出："阻者宜开，调气行血，随机斡运为要；散者宜收，回阳纳气，温补为先。"扶阳学派在临床实践过程中，进一步拟定出桂枝法及四逆法的基本组成药物及加减运用。其一个重要的观点是崇尚"阳气宜通"，保持在"通"的状态。桂枝汤的治疗原理即与此相应，通过宣通阳气使血气通调，致阴阳自和，达到疾病自愈。阳气宜通，人体的病机是阳气虚损郁结而导致的，桂枝汤（法）和四逆汤（法）

真正彰显了这个机制。在临证的应用中，凡由外而入气机之阻者，可用桂枝汤（法）枢转中轴和气机之左升；凡由内而出气机之微者，可用四逆汤（法）温补、回阳纳气，补充坎中一阳，这样才能使人体达到长久的健康。

综上所述，我们认为人体"阳升阴降，内阳外阴"的结构关系揭示，对于我们准确地理解辨证论治的实质，把握开阖枢调控中阴阳的走向及其次第，完整理解"一气周流"的临证思路，颇具意义。

## 二、桂枝法的创立及其临床运用

桂枝法前禀《伤寒论》桂枝汤妙义，后承扶阳学派历代传人扶阳理论与实践的精髓，加之卢氏本人多年的参悟和临证经验，升华提炼而设立，目前其已经成为扶阳学派两大基本法则之一。本学派认为三阳即为一阳，提出以太阳病统领三阳病，创立桂枝法加减运用治疗三阳病，其运用的法则名为宣通法，其病因病机为阳气郁滞不通，其加减应用心法即在桂枝法方药的基础上加和解少阳或清降阳明的药物，达到层层清通的目的，恢复人体正常的"内阳外阴"的状态，这就为三阳病的防治提供了一个非常清晰的思路。

### （一）扶阳学派以太阳与少阴分统三阳病和三阴病

谈及统领三阳三阴的太阳病和少阴病，郑钦安在《伤寒恒论·太阳少阴总论》曰："夫太阳者，即坎中真阳也；少阴者，即坎水也。阳居二阴之中，阴含一阳之内。人身中一水一火，即在此处攸分。故太阳为人身纲领，主皮肤，统营卫者是也。太阳之气上升，则水精之阴，即从太阳而上行，从皮肤而出水气。太阳为外邪干犯，必由毛窍而入，仲景所以著《伤寒》，皆是从根底上来也。故太阳之底面是少阴，少阴之底面即是太阳，所以太阳发汗有亡阳之虞，即此是也。"回归到坎卦中的阴阳层面，太阳即属坎中真阳，少阴则属坎水。太阳、少阴两者互根互用，与郑氏的"一点真阳，含于二阴之中，居于至阴之地，乃人立命之根，真种子也"的观点有异曲同工之妙。由此可见，太阳经气的正常流注对生命活动周期的运转的重要性不言自明。即少阴中的坎中真阳，蒸化太阳经气，使阳气通行全身，阴阳交感，以化生精气。在六经气机运行中，在三阳阶段，开于太阳，少阳为其枢，阖于阳明。进入三阴，开于太阴，少阴为其枢，阖于厥阴。阳气周流运行一周，最后回归于坎水中。正如郑氏所言："人身立命，全赖这一团真气流行于六步耳。"这与《黄帝内经》中卫气昼行于阳、夜行于阴的路径，其道理有相通之处。其中太阳为阳，主表，可抵御外来病邪。内外邪气入侵最易阻碍阳气运行，进入三阳病的范畴，便为桂枝法立下根基。如果内外邪气对阳气消耗太过，便进入三阴病的范畴，而仲景的四逆法便是为救这一点真阳建立的，为温补法打下根基。

## （二）桂枝法及其在三阳病中的应用阐释

### 1. 桂枝法基本解

桂枝法是在桂枝汤或姜、桂基础上进行化裁的以宣通为主要扶阳手段的法则。其基本药物包括桂枝尖、苍术、陈皮、法半夏、南山楂、炙甘草、生姜。本法取材于郑钦安"姜桂汤"和"局方二陈汤"。前者见于《医理真传》"鼻流清涕不止"条，原治上焦阳虚而致鼻流清涕不止。后者乃一切痰饮为患之总方，该方功能燥湿健脾、化痰止呕。中医有"痰生百病，湿生灾"之语，取二方之长融为一法，用治脾虚生痰所致诸症，以及升降失调、上下不通等。临床实践证明其功效卓著。从思路上来分析，桂枝法包含桂枝汤调和营卫的功效，通过姜、桂对表里的宣透，使阳气通达，实现表里合一。在药物中选用桂枝尖，以象取意，"尖"有把阳气通达四末的意味。同时去芍药的性寒酸收和大枣的滋腻，如此加强本法对阳气的宣通功效。《卢氏药物配合阐述》一书中指出诸药功效如下。

桂枝尖，味辛性温，有引阳出阴之能，可拨动太阳，兼透达少阴，令内通达，气机可得，亦可拨通太阳、阳明开阖之机，并扶助内外交通之意，借以为先锋使者。

生姜，辛散，散中有守，守中有散，能导气血阴阳之传变，能宣一切滞机，助五行生成之气机。桂枝尖与生姜同气相应，合甘草之甘，能调周身之阳气，故曰辛甘化阳。

桂枝尖、生姜为君药。桂枝尖，味辛入气，宣上焦太阳之气；色赤入血，取其尖重在引药入心，温通少阴之血；性温取少火生气之妙用，助阳升发，有引阳入阴之功，宣通中上二焦。恐阴邪凝滞，宣通不及，得生姜之助。生姜辛散，走而不守，引桂枝尖生发之气，助阳升散，增强宣通中上二焦之功。生姜长于辛散，桂枝善于宣通；姜桂相助一散一宣，相得益彰，中上二焦通矣。

法半夏，味辛性微温而烈，生于夏至之半，法制则气平矣，有降逆之能、通卫之效，化痰消浊，降胃中之逆，引胃与脾相协，使上通而下达，胃中之污秽降归于肠。

苍术，性温，味辛、苦，化湿燥土，分清化浊，网膜无阻，外通肌腠，寒热可分，更达肠胃，二便自调，唯化邪调中之用。桂枝尖得苍术，性水化气，引太阳之脾湿，降肠胃痰湿，使少阳之枢纽能上能下能开能阖，太阳之气机无不鼓荡运行；得法半夏和胃交脾，上下皆通。

南山楂，味微酸、微苦、微甘，化肉积，消菀陈，理肠胃，醒脾滞。合桂、术化阳分之湿，脾旺而水积可行；得砂仁理脾胃，和五脏而中枢运转。

陈皮，味辛、微苦，性平，行气开郁，外通皮毛，内通网络，通脾肺而疏肝。得南山楂、苍术行水气，而消肉积。桂枝尖得陈皮上下通行无阻，内外开阖得利。

炙甘草，味甘性平，能通阴达阳，引阳入阴，起阴交阳，有缓和之能使，导药归上归下，气味冲和，阴阳各半，顺五行之性而传变，转六合之枢而平衡，与辛相合，则化阴为阳，与苦相合，能转阳为阴，能使内外一体，上下相应，燥者不燥，寒者不寒。同时，温暖中宫，建运四旁，交纳运化，下与膀胱气化得助，上与心肺通调得润，唯诸药之佐使也。诸药合用，可宣通阳气，调和营卫。

全方具有宣导涤荡、拨中助运的功效，有利于太阳经气运行全身，恢复阴阳合和的状态。这是扶阳学派基于温通中上焦之通路、迎阳归舍而制定的基本法。

**2. 桂枝法在"三阳病"中的加减运用**

赵献可说："凡外感病者，俱从郁看。"三阳病的病理特点决定了治疗中常采用祛除郁闭的外邪、消除病理性淤滞和调理人体气机的原则，务求保持阳气宣通。而桂枝法的好处就是开太阳，守阳明，固中气。祛寒祛邪，温暖脾胃，既解决太阳经的问题，又守住阳明解除传经之变，把问题处理在萌芽之中，实现既病防变。因此，本治法作为统领三阳病的法度，扶阳学派对其配伍运用及规律进行了长期的研究，逐步形成了一套经得起反复实践和验证的理论和运用体系。

（1）桂枝法在太阳病中的应用分析

太阳病提纲证曰："太阳之为病，脉浮，头项强痛而恶寒。"在太阳经气运行中，邪气阻碍经气于太阳之表，出现诸如头痛、恶寒等症状。桂枝法有宣通阳气的功效，针对其中出现的不同证候，需要进行临证加减：太阳本证中的伤寒表证，无汗就用苍术加生陈皮，并增加生姜的剂量至 30~60g 以发汗解表；伤风有汗则用白术健脾以增强表阳而固汗。桂枝法系列中所有的法，所有的变化，都是从这个基本法开始衍变、加减、化裁得来的。若里寒重或自汗多者，加制附子以增温中散寒或温阳固表之功；若大便溏烂者，加小茴香、肉桂以温阳止泻；若气喘者，加厚朴、杏仁以宣肺平喘；若胸闷者，加瓜蒌壳、薤白以温通胸阳；若心阳不足或不寐者，加龙骨和牡蛎温潜心阳以降冲。必要时，尚可用葛根、木蝴蝶、黄芩等截断郁热向阳明、少阳传变及至寒甚，或可加制附片、干姜等防止邪向"三阴"内陷。从治疗方向上保证寒邪或郁热从内往外、从中下焦向中上焦层层透出。

若太阳病误治伤及阳气，导致水液不能运化，输布异常，可致蓄水证的产生。如果阳气受损，邪气内入，郁而化热伤及血络，热与血结合可以导致蓄血证。桂枝法在治疗蓄水证的时候，加入茯苓、猪苓、泽泻等药物，此取五苓散通阳化气之效、化津祛凝之功用；而在使用桂枝法治疗蓄血证的同时，可加入桃仁、大黄、芒硝之类活血化瘀、通腑化浊的药物。蓄水和瘀血作为病理产物，两者皆为阴邪，故在使用桂枝法的同时，需配合行气祛水或者活血行气之类的药物，使阳气通达，亦为"扶阳抑阴，用阳化阴"的具体体现。

凡此种种变法，皆是在《伤寒杂病论》原桂枝汤加减基础上的变通应用。卢氏论本法可使太阳、少阴两相通调，阴随阳化，可通气血、化滞气，使邪有出路，邪去则正安。

（2）桂枝法在少阳病中的应用分析

此即外有表邪未解，内有少阳郁热之太阳和少阳合并证，辨证有太阳证之脉紧和少阳病之"口苦，咽干，目眩"，属于"少阳桂枝"的范畴，其解法为调和营卫，和解少阳。扶阳学派通常用青皮代替陈皮以疏肝化滞，并可加入枳壳配合南山楂入少阳以行气，桂枝法结构加上这组药物，就可以治疗大多数的小柴胡汤证。

少阳病病变部位在半表半里，在六经运行气机中，少阳为其枢，为出入枢纽。桂枝法在少阳病中可起到疏通经气枢机的作用，在临床中使用桂枝法时也可以加入柴胡、黄芩等药物，合成柴胡桂枝汤。少阳病的变化同样可进可退，如果正气充盛，则可祛邪外出；如果正气继续虚弱衰退，热邪将转入阳明，则出现"胸满烦惊，谵语"之柴胡桂枝加龙骨牡蛎汤证，此为太少两感之重证。当然，也可能出现柴胡桂枝干姜汤证，此即少阳有转入太阴可能之方。

由此引出的一系列方剂，不外乎清解半表半里之邪，通行阳气，枢机得利。桂枝法为宣通大法，加入柴胡、黄芩之类药物，在临床上能加强其疏通少阳、将半表半里之邪转输太阳的功用。

（3）桂枝法在阳明病中的应用分析

风寒袭于太阳阳明之界限，营卫不和所形成的一种证型，由柯琴《伤寒论翼》提出。其症见脉迟，汗出多，微恶寒，头痛而无项强，脉大。当用桂枝汤解肌散邪，使太阳阳明转输有路，而营卫得以协和，寒邪可解，六气可复，此之谓"阳明桂枝证"。

由于邪气入里阻碍阳气运行，经气不通，气机郁闭，阳气升发越过其本位，发展为阳明热证，可伤及不同脏腑，若伤及胃与肠，水精输布不行，传导之机不利，可发展成阳明腑实证。抓住疾病本质，其治疗不仅为清除里热，也当同时宣通表邪，通达阳气，使气机通畅。若以阳明经湿热为主，则在基本方的基础上加入法半夏、白芷、茯苓、石菖蒲等构成桂枝二陈汤以解表祛湿，加用二陈汤可运化中焦，化痰浊污秽，打通中焦通路，配合姜、桂，打通表里内外，使阳气上下有路，表里得开；白芷芳香入肺通络，既可化清中之浊，又可化阴中之秽；石菖蒲可通心窍以达重楼，亦可入水底而潜微阳。若出现阳明腑实轻证，则在应用桂枝法的同时，加入火麻仁、白芍合成麻子仁丸或桂枝加芍药汤之意以益脾阴而通便。若出现阳明腑实重证，则可加入通腑泻浊之药物如大黄、芒硝、枳实、厚朴等，以祛胃肠里实积滞。诸如此类，事实上是通过清下的方式使郁遏的阳气宣通，此为另外一种扶阳的表现形式。兼证、变证中，湿热成了主要的病机。湿热病邪最是黏腻，易阻碍、耗伤阳气致脾胃气机升降失调，故在应用桂枝法的同时，可加入栀子、茵陈、赤小豆等清热利湿的药物。桂枝法为先导作用，配合适当的药物加减，将阳明病中郁积的阳气宣通，以达到气机调和的健康状态。

《伤寒论》三阳病中辨证论治使用药物，固护阳气、保持阳气通畅为重要的处方思路和治疗法则。桂枝法作为宣通法度中的"用"，卢崇汉言其"已不是单纯的解表法，其具有调和阴阳、宣导涤荡、疏通阴阳道路的作用"。桂枝法加减药物能更大限度地发挥宣通法，其作为统三阳病的先行法度，可更好地秉承仲景的思想，这无疑是我们临床实践的旨归。

### （三）桂枝法在内伤外感疾病中的优势

中医依病因将内科病分为外感病及内伤病两大类。中医治病强调理、法、方、药的一致性。对于外感病的辨证治疗，扶阳医学始终强调表证的及时处理，强调疾病治疗贵在早治、急治，避免病邪传里，即"善治者治皮毛"，因为病在表治起来简单，可以立竿见影，还可以"防患于未然"，不至于使疾病一步一步地深入。但如果没有把握住，就会导致疾病不断加重。对于表证初期，倡导使用桂枝法，此在临床上可以使表或由表及里的问题得到解决，并根据人体正气的强弱，以及感受邪气的轻重，在方药的配伍及剂量上灵活掌握，权衡变通。桂枝法属于"法"的范畴，其治疗外感病相应的"理"，即外感病发病的病机是什么？

如前所述，扶阳理论认为，"邪之所凑，其气必虚"，这个"虚"反映在外感病发病中，关键是阳气受损，以致寒湿滞中，中焦枢机不能畅达，引起阳气或生长升发不利，或肃降收藏不利，即阴阳升降失调郁滞而发病。

扶阳学派崇尚阳气始终保持"通"的状态。桂枝法治疗外感病的优势，首先是能够紧扣病机，所谓"谨守病机"，为精准辨证及处方用药提供保证。其次，桂枝法可以及时防止外邪向内传变。如桂枝法常用药中，除桂枝、生姜解表，尚有陈皮、苍术、南山楂等祛中焦寒湿积滞。必要时，尚可用葛根、木蝴蝶、黄芩等截断郁热向阳明、少阳传变。及至寒甚，可加附片、干姜等防止邪向"三阴"内陷。如此，即可从治疗方向上保证寒邪或郁热从内往外、从中下焦向中上焦层层透出。故卢铸之谈外感病的治疗时曰："六淫之感召，由表而内，治之由内而外，使邪外达，不能久留于内。"即为防止邪气有向内传变之虞。桂枝法简单又复杂，简单在于其基本方用药不多，复杂则是在临证上方药配伍加减、剂量上灵活掌握及抓住病情不同变化的用药时机，权衡变通。

对于内伤杂病的治疗，我们提出一般次第疗法，即先以清通上焦阳明为主，使阳热有出路；继以健运中焦脾胃，使中枢复转；再主以温补下焦元阳，以保证病得以治本。如此阴阳升降无碍，阳气密固可行，则疗效自可期待。设想如果中上焦不通就直接温动元阳，则阳气不仅无法从内而外、从下而上升发，还会因出路不畅，郁其其中，加重病情。而复阳气之降，无论是温化内寒，还是权以滋阴，前提和保障是中上焦之畅通。"病有标本，刺有逆从"，故治疗上须分清次第。欲使下焦阳气旺，必先通畅中上焦之路。首先，必须温通中上焦，以祛除寒、痰、水、湿诸阴邪，使阳气运行之通路无阻；其次，温补下焦、益精填髓、调和阴阳，使阳气固密于内；最终，实现阴阳复位。桂枝法之功能涵盖了开太阳、守阳明、调少阳、固中土诸方面。卢崇汉说"桂枝法的确是一个了不起的法，如果能够在运用上活法圆通，它可以解决很多临床问题"，诚哉斯言。另外，临床中实际情况是外感病与内伤病常常并存，且病机上密切关联，故桂枝法又一优势，在于桂枝法对外感病的治疗，可以为内伤病进一步治疗拨开道路。因为桂枝法已经不是单纯的解表法。用在外证，它可以起到解表的作用；用在内证，它可以协调阴阳。表里同病的患者，我们通过桂枝法把太阳拨开，那整个三阴三阳的道路就有可能打开，我们的治疗才会有路可循。桂枝法在治疗外感病、内伤病时圆通周全，着眼于阳气上下运行的通达，标本兼顾。

桂枝法以祛邪为主，可外可内，为阳气的正常运行提供首要的治病途径和可行的治疗方法，真是"一法之中百法藏焉"的第一治病大法，是治疗疾病的第一步，更重要的是，它为下一步恢复正常人体阴阳本体结构的内阳外阴、下阳上阴的状态奠定了基础。因此，深刻领会此法之窍门，临证往往能执简驭繁，得心应手，解决大部分临床问题，效如桴鼓。

## 三、四逆法的创立及其原理剖析

四逆法是在仲景伤寒原方四逆汤的基础上由卢氏一门发展创新而来的，其是在四逆汤或者姜、附基础上进行化裁的以温扶为主的治则。自郑钦安始，便以善用大剂量姜、桂、附等辛温之药著称于世。四逆法通过用附子、干姜温散里寒，纳下归根，使阳气顺利回归脏腑，从而恢复生命的"内阳外阴"的健康态。

## （一）四逆法基本解

"四逆法"是卢氏医学提出的重要治法，是在"阳主阴从"理论指导下所立的大法，具有纳下、归根、复命之用，是在四逆汤立方之意上进一步化裁，上升到"法"或者"理"的层次，是在扶阳思想这个"理"的指导下所提炼出来的"法"，其用在"理"。它的形成及完善是卢氏对中医重阳思想的高度把握。卢崇汉提到："四逆能够使得相火收藏，也就有收藏之道，为什么这样讲呢？因为从'坎'来讲，它代表水，属肾，是封藏之本，所以四逆的纳下就起到了收藏的作用。而四逆的纳下作用实际上是阳行阴令。"郑钦安在《医理真传》开篇就提到："天一生水，在人身为肾，一点真阳含于两阴之中，居于至阴之地，乃人立命之根。"由此可说明，四逆法用于迎阳归舍，是纳下之法，通过迎阳归舍使健康的人体阴阳归一，从而达到阴阳合的平衡状态。

四逆汤有别于四逆法，简述可分为三点：其一是它们的层面不一样，四逆汤为"方"，四逆法则是由"方"上升提炼得到的"法"；其二是四逆汤主要用于回阳救逆，四逆法则用于温肾纳下；其三是用药组方不同，四逆汤以姜、附、草三味药收扶阳救逆之功，其用在"方"，而四逆法组方用药是在四逆汤基础上化裁而来的，组方用药灵活，其用在"理"。《扶阳讲记》载："四逆法不但用干姜，更多的时候是用生姜，或炮姜、煨姜，有的时候还诸姜同用。"临床上四逆法主要用于治疗三阴证，其基本药物包括白附片、白术、淫羊藿、肉桂、砂仁、生姜或干姜、炙甘草。其功用阐释如下。

白附片，《本草新编》中云："味甘、辛，气温，纯阳……此物善行诸气之药，可恃之为舟楫者也。"卢氏言："大温肾水，使火盛而水沸，精化成气，气升于中，五脏得其营养。气升于上，大气最于华盖，化源可降，中下之物皆得润泽，清浊自然分化，气血自然交流。大辛大温之品，使肾水沸腾，大气得以举行，上而成雾，与沤渎相阶，上下得以交通，阴阳得以互流。"

砂仁，味辛，性温，归脾、胃、肾经。《本草纲目》中记载："补脾醒肺，养胃益肾，理元气，通滞气，散寒饮胀痞，噎膈呕吐，止女子崩中，除咽喉口齿浮热，化铜铁骨哽。"卢氏言："气味辛温而柔，理气化凝，化精输精，由上而下，由下而上，由内而外，由外而内，更能使精气而合五脏，精气神赖以助之。"

淫羊藿，味辛、甘，性温，入肝、肾两经。《本草纲目》中记载："生精补髓，养血益阳，强筋健骨，治一切虚损，耳聋目暗，目眩虚痢。"卢氏言："微辛微温，足九一之数，得金火最富，内通薄膜之纤维，外通皮毛之微阳，有引阳入阴，启阴交阳之能。"附子得淫羊藿可引坤土之性，与水相合，入肾窍，环精室，上通天，中达地，水火互功，乾坤返本，脾肾交固，先后永定矣。淫羊藿还可防附子之性燥，起到温润的作用。

肉桂，卢氏言："气味甘辛，温血化凝，行气热血，有化瘀生新之能，通经达络，行气和血，助阳化阴，有生化之功能；与附子、干姜同用，可通达于元阴元阳，引气血运行于全身内外。"

白术，卢氏言："气味微辛平，益土补虚建中，燥土泄湿。通脾胃，迎中宫，调运化，转枢纽，化浊为清，引阴交阳，使中宫之气机上交于雾露，下交于决渎，清浊可分，升降得灵，三焦得其畅通，内外得其安和，百脉得其调顺，肌腠得其匀润，气血得其光滑，唯健脾强胃，先后永固，助生生化化之良品也。"

干姜，《神农本草经》曰："主胸满咳逆上气，温中，止血，出汗，逐风湿痹，肠澼下痢。"其味辛，性温而散，能够驱散群阴，荡涤阴邪，迎阳归舍，为附子的纳下创造条件。

炙甘草，《神农本草经》曰："味甘，平。主五脏六腑寒热邪气；坚筋骨，长肌肉，倍力；金疮肿；解毒。久服轻身延年。"卢氏言："以甘从甘，温暖中宫，建运四旁，交纳运化，下与膀胱气化得助，上与心肺通调得润。神也，气也，更能四通八达；精也，血也，能润能濡，更能导之以达内外。古人云：'甘以缓之，缓即伏之之意。正气一缓，命根永固，唯诸药之佐使也。'"

## （二）"四逆法"治病之原理剖析

当代扶阳大家刘力红说道："钦安卢氏的学问即在合一上用功。"《医理真传》云："以坎离卦解之才是推其极也。阴阳是在极上合一，离开了极，无处合一。"极由乾坤来，乾分一气入于坤中，形成坎离二卦互相交合、往来化生中土。郑钦安讲"水土合德，世界大成"，极就是水土合德，坎就是水，是乾分一气落于坤宫，故而坎也有坤土之气，它是以坤为体，以乾为用。从对后天的认识来讲，水是先天，土是后天。所有疾病的治疗最后都落于此，体现它的就是四逆法。阴阳合一，合一就是在极上合一，否则无法合一，或者说无法水土合德。四逆法是推极之法，是合德之法，所以它是阴阳兼顾之法。钦安、卢氏倡导扶阳，也没有离开阴，"扶阳抑阴，用阳化阴"，始终是阴阳和合。所以，如果我们真正了解推极之方、推极之法，就能真正明了四逆法。

四逆法是一个在坎上立法、在极上立法的法则，所以它是在先天上合一的，是在先天层面，而不是在后天脏腑气血的层次上和合阴阳；它是在气上而不是在病的层面上和合阴阳，所谓治病治气在这里也就有了一个分别。郑钦安说："仲景立四逆，究竟是专为救这点元气说法。"四逆法以附子之辛热直补坎中真阳，即先天乾元之气；附子是守，不能直入根柢，而干姜辛温而散故走，故以干姜涤荡阴邪，迎阳归舍；炙甘草是秉坤气最全的一味药；阳气归舍后，附子已经到了极上。水土合德，世界才大成，所以必须用土来扶，水土才能合德，也只有土来扶持后，真火才能够真正地伏藏起来，构成一个坎，而不是离。坎就是阳在里面，在坤体里面，这样命根才能永固。坎就是一个阴阳和合的象，四逆法实际上是阴阳和合之象。

纳下是四逆法的一个作用特点，也就是迎阳归舍。因为真阳之气要在本位上，钦安、卢氏将真阳又叫作相火。《素问·天元纪大论》曰："君火以明，相火以位。"相火最重要的是"位"。它处在本位上，火就起用；不在本位上，它就是邪，所以四逆很重要的一点就是使真阳回到本位上，起到它根本的作用。四逆法的另一个作用是收藏之道。坎从后天来讲，它是水是肾，是封藏之本，所以纳下之法起的是收藏作用。四逆的纳下作用实际上是阳行阴令，我们看到四逆是一幅全阳，可是行的却是阴令。生长为阳，收藏为阴。《素问》讲"阳者卫外而为固""阴者藏精而起亟"，所以在四逆法纳下的过程中，它起到藏精的作用，又为藏精提供一个很好的条件。四逆法能够建立复命的机制，恢复生命的机制建立了，自愈机制就能够建立，于是人体进入良性循环，疾病不治而治。

总之，"四逆法"是整个扶阳学派理论体系中最核心、最精髓的物质承载。卢氏说是收功之法、归根之法。"桂枝法"是为诊疗过程最终应用四逆法做准备的，其实际亦归为四逆法。纵观卢氏两大法门——桂枝法及四逆法，都是以通阳为前驱的，因此"桂枝法"是为使用"四逆法"开通道路的。所以，钦安、卢氏经常讲，所有的方法最后都是为了用四逆法创造条件，并非单纯予大辛大热之附子扶助阳气，其桂枝法的主要作用即通阳，是为四逆法的迎阳归舍做前驱准备的。而四逆法，无论是干姜还是生姜，皆是辛散开阳之品，行辛温通阳之功。我们所有的治疗都是为创造这个法做准备，治病最后都是为了收功。通过这两个作用恢复人体的生理机制和自愈机制。

## 四、三焦次第疗法的融会贯通

卢崇汉创造性地提炼总结出桂枝法和四逆法两大临床应用法则，确定了以"三焦次第疗法"为技术核心的新方案，实现了提高疑难危重症中医诊治水平的目标，并从基础实验和临床实践等多方面进行验证，疗效颇佳，且易于为医者所掌握并加以推广应用，有力地推动了中医辨证与辨病相结合诊疗技术的发展和临床疗效的提高。

### （一）三焦次第疗法的含义

#### 1. 三焦的概念

三焦即人体之上、中、下三焦，其乃气化之总司，气化使先天之精向内输入五脏六腑、向外濡养四肢百骸，也使后天受纳腐熟产生的水谷精微以充养先天元精，维持人体生理活动的均衡，故三焦气化的盛衰与五脏六腑、气血津液紧密相关，三焦气化为人体新陈代谢提供动力。《灵枢·五癃津液别》曰："三焦出气，以温肌肉，充皮肤，为其津，其流而不行者为液。"《难经·三十一难》云："三焦者，水谷之道路，气之所终始也……三焦者，原气之别使也，主通行三气，经历五脏六腑。"《中藏经》中写到："三焦者，总领五脏六腑、营卫经络、内外左右上下之气也。三焦通，则内外左右上下皆通，其于周身灌体，和内调外，营左养右，导上宣下……莫大于此也。"张锡纯认为："人之一身，皆气所撑悬也。此气在下焦为元气，在中焦为中气，在上焦为大气。"三焦气化，体内阴阳之气、精气、宗气在三焦气化过程中生成，充养脏腑及全身，使人体维持正常运行。

## 2. 扶阳医学与三焦辨证

《医理真传·三焦部位说》指出："三焦之气，分而为三，合而为一，乃人身最关要之府，一气不舒，则三气不畅。"郑钦安总结先贤的三焦气化理论思想，以"阳从阴主"观念为核心思想，在《医理真传》中系统描述了三焦治病理论。肾之元阳为阳气根本，肾属下焦，郑氏认为"下阳为中、上二阳之根，无下阳，即是无上、中二阳也"，将阳气也分为上、中、下三阳，以下阳为三阳之根本，三阳相互依存。

扶阳派认为元阳及气、血、津液需通过三焦来输布全身，推动人体的功能活动。上焦主心肺，上焦受阻，心肺之阳不用，肺卫失固，君火不明，心肾失交；中焦主脾胃，中焦阻滞，枢机失用，气机升降失常，上下交流受阻，常有虚不受补之象；下焦主肝肾，下焦阻滞，真阳不藏，常有真阳浮越的虚火之象。因此，三焦不通，本体之元阳无法向上向外升发，外浮之虚阳不能潜藏于下回归本位，此与阳气虚衰、虚阳上浮之"戴阳证"病机一致，久之则阳气进一步衰减，最终导致阴阳离决、精气乃亡。要使元气周流全身，必定要使道路畅通，从上至下，实则泻之，虚则补之，以三焦次第治疗，先泻上中焦阻滞之邪，继而温补下焦之虚，扶阳助正，使气血交流无碍而可达事半功倍之效。《医法圆通·食气》云："气即阳，火也，人非此火不生。"三焦既是气的运行通道，也是阳发挥推动作用的路径，温通三焦可使精、津、液正常输布，气血生化无穷，以达"阴平阳秘"之态。

### 3. 次第治疗的概念

"次第"一词在《伤寒论·伤寒例》中被明确提出，成无己亦有言："审其先后，次第而治之。"它是指先后次序的问题。而"临证次第"是指通过对疾病发生发展变化规律的认识，来把握疾病的证候层次，权衡疾病的标本缓急，从而决定疾病治疗过程中的先后次序。

### （二）三焦次第疗法的临床应用

#### 1. "三焦次第疗法"的阐释

基于本工作室前期研究，认为疾病发生的本质是肾阳虚损，阴盛格阳，导致人体阴阳偏离本位而形成不同程度的"内阴外阳"的病理状态。中医辨证论治的目的是扶正祛邪，恢复人体正常的"内阳外阴"的状态。"三焦次第疗法"是按照宣通中上焦、温通中下焦、填精固本之法的顺序进行次第治疗。即先用桂枝法宣通中上焦之气机，为邪气外出之通路扫除障碍以治标；再以四逆法温扶中下焦之阳气，将阳气归根纳下、扶正固本；最后以培土法固本填精，以恢复人体水土合德的状态（图 2-1-1）。

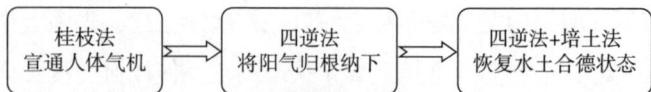

| 桂枝法<br>宣通人体气机 | ⟹ | 四逆法<br>将阳气归根纳下 | ⟹ | 四逆法+培土法<br>恢复水土合德状态 |
| --- | --- | --- | --- | --- |

图 2-1-1　三焦次第治疗图示

#### 2. "三焦次第疗法"的运用方法

（1）桂枝法

①含义：在桂枝汤或姜、桂基础上进行化裁的以宣通为主

要扶阳手段的治则。

②基本药物组成：桂枝尖15g，苍术15g，南山楂20g，陈皮15g，法半夏20g，茯苓15g，生姜15g，炙甘草6g。

③适应证：主要针对阳气被郁，运行不畅的三阳病（太阳病、少阳病、阳明病）。本法以祛除郁闭的外邪、消除病理性淤滞和调理人体气机为原则，以保持阳气宣通。通过调理心肺阳气，温通气血，则可治疗多种疾病。

④加减运用：发热者，桂枝尖25~30g，生姜30~50g，加白芷15g，葛根20g；汗多者，去苍术，加白术15g，淫羊藿15g；咳嗽者，加紫菀15g，石菖蒲20g；食欲欠佳者，加白蔻仁15g，砂仁15g；咽喉干或痛者，加木蝴蝶15~20g；大便溏烂者，加小茴香15g，肉桂15g；寐差者，加朱茯神15g，生龙骨30g，生牡蛎30g；胃脘不适者，加五灵脂15g；胸闷者，加瓜蒌壳15g，薤白15g。

⑤煎服法：水煎服，每日1剂，分3次服，每次150~200mL。小儿药量酌减。

（2）四逆法

①含义：在四逆汤或姜、附基础上进行化裁的以温扶为主要扶阳手段的治则。

②基本药物组成：制附子30~60g<sup>先煎2小时</sup>，生白术15g，砂仁15g，肉桂15g，淫羊藿15g，生姜或炮姜30~45g，炙甘草5~10g。

③适应证：针对阳气虚损，失于温壮的三阴病（太阴病、少阴病、厥阴病）。此法重在驱散里寒、温扶阳气。通过调理脾、肾阳气，温通气血，则可治疗多种疾病。

④加减运用：腹泻者，加小茴香 15g；疲乏少气者或虚弱者，加党参 30g，黄芪 30g；汗多者，加煅牡蛎 30g，山萸肉 15g；口干者，加木蝴蝶 15~20g，或生晒参 15g；腹隐痛者，加吴茱萸 15g；腹部有癥瘕痞块者，加桃仁 15g，生牡蛎 30~45g。

⑤煎服法：水煎服，每日 1 剂，分 3 次服，每次 150~200mL。小儿药量酌减。

（3）培土填精法

①含义：根据人的"本土性"理论，以及在肾和脾先后天整体观念指导下，运用四逆法＋培土法以培土固精，即以四逆法之大辛热，能直补先天坎中真阳；以甘温平剂培土化精，以填补先天之精化气之所耗，使元阳有所滋养，最终恢复人体水土合德的健康状态。

②基本药物组成：制附子 30~60g<sup>先煎2小时</sup>，白术 15g，砂仁 15g，黄芪 30g，党参 30g，淫羊藿 15g，菟丝子 15g，巴戟天 15g，生姜或炮姜 40g，炙甘草 6g。

③适应证：针对四逆法治疗阳气虚衰病证后期，采用脾肾双补之法，以达到先后天精与火的高度统一。这是中医辨证论治的终极旨归，是突破中医药救治急危重症中远期疗效欠佳、复发率高的技术关键所在。

④加减运用：汗多者，加山萸肉 15g，煅牡蛎 30g；面红、目赤、咽干等兼见阴虚火旺者，加龟甲 15g，山萸肉 15g；大便溏烂者，加补骨脂 15g；大便不通者，加肉苁蓉 30g。

⑤煎服法：水煎服，每日 1 剂，分 3 次服，每次 150~200mL。小儿药量酌减。

（4）具体运用方法

1）根据脉象及临床症状运用

扶阳学派将脉象主要分为紧脉、沉脉、滞脉三种。其中，紧脉主病为表寒证，沉脉主病为里虚证，滞脉主病为气滞或湿邪留滞中焦之证。

为方便临床应用，我们简化之将脉象分为有力与无力两种，以脉沉按的有力无力作为虚脉与实脉的标准，因为沉按能真正反映脉的虚实，为脉之根本。或者根据《伤寒论》所言："凡脉大、浮、数、动、滑，此名阳也。"又曰："脉沉、涩、弱、弦、微，此名阴也。"落实到用上，有力的阳（实）脉可以用桂枝法；无力的阴（虚）脉可以用四逆法。

依据《卢氏临证实验录》中所言："临床中无论患者体质之强弱，表现为寒多热少，或热多寒少，或但热不寒，脉浮缓或浮数，或浮紧，苔白或苔黄，舌质淡或者红，皆为阳气失统而营卫失调所致，治之宜温经扶阳以达阴阳调畅，营卫协和为宗旨。"这就为拓展桂枝法的临床应用提供了重要的理论支撑。

四逆法治一切阳虚阴盛或脱阳之证，抓住阳虚之本质。一见阳虚证，即以此法在分量轻重上斟酌。其应用指征为神疲、面色㿠白、肢冷、脉沉细无力、舌淡润、小便清长、大便溏泄不化，但见一二症，便可放手应用。

2）根据次第治疗量化表运用

国家中医药管理局扶阳学术流派传承工作室通过建立扶阳法辨证－治疗次第化量表，使扶阳医学辨证与治疗的评价达到客观化和标准化。治疗次第的转化由量表总分决定，从而形成了次第化规则，可更好地指导中医临床。该量表能很好地将桂枝法、四逆法与培土法应用于中医临床，简单易行，可解释度强，可作为中医临床辨证 – 治疗次第化的工具。各个治疗次第的临界点为 25 分和 35 分。见表 2–1–1。

表 2–1–1　扶阳法辨证 – 治疗次第化量表

| 项目 | 条目 | 评分（分） | | | |
| | | 无 | 轻度 / 偶尔，有（舌脉象） | 中度 / 经常 | 明显 |
|---|---|---|---|---|---|
| 神气 | 目瞑倦卧，声低息短，少气懒言 | 0 | 1 | 2 | 4 |
| | 心烦易怒，焦虑 | 0 | 1 | 2 | 4 |
| | 气短乏力 | 0 | 1 | 1 | 2 |
| 症状 | 头晕 | 0 | 1 | 1 | 2 |
| | 身疼头痛 | 0 | 1 | 2 | 4 |
| | 咳嗽 | 0 | 1 | 1 | 1 |
| | 痰多 | 0 | 1 | 2 | 4 |
| | 四肢冰冷 | 0 | 1 | 2 | 4 |
| | 腰膝酸软 | 0 | 1 | 1 | 2 |
| | 口苦 | 0 | 1 | 1 | 2 |
| | 口干 | 0 | 1 | 1 | 2 |
| | 纳差 / 胃脘不适 | 0 | 1 | 2 | 4 |
| | 寐差 | 0 | 1 | 1 | 2 |
| | 便干便秘 | 0 | 1 | 1 | 2 |
| | 便溏 / 初硬后溏 | 0 | 1 | 2 | 4 |
| | 夜尿多 | 0 | 1 | 2 | 4 |

| 项目 | 条目 | 评分（分） | | | |
|------|------|------|------|------|------|
| | | | 有 | | |
| | | 无 | 轻度/偶尔，有（舌脉象） | 中度/经常 | 明显 |
| 脉象 | 脉浮 | 0 | 2 | | |
| | 脉紧 | 0 | 4 | | |
| | 脉弦/数 | 0 | 1 | | |
| | 脉滑或濡 | 0 | 1 | | |
| | 脉沉 | 0 | 4 | | |
| | 脉细 | 0 | 1 | | |
| 舌象 | 舌淡白/青 | 0 | 2 | | |
| | 舌暗淡 | 0 | 1 | | |
| | 满口津液 | 0 | 4 | | |
| | 苔薄白 | 0 | 2 | | |
| | 苔白腻 | 0 | 4 | | |
| | 苔黄腻 | 0 | 1 | | |
| | 苔厚腻 | 0 | 1 | | |
| | 少苔/无苔 | 0 | 1 | | |
| | 舌胖有齿痕 | 0 | 4 | | |

注：1.本量表共设31个条目，舌脉象分有、无两个等级，其余分4个等级。
2.当总分≤25分时，即为治疗次第1；总分25~35分时，即为治疗次第2；总分>35分时，即为治疗次第3。

3）本疗法的适应病证

本疗法适用于内、外、妇、儿所有类型病证患者。

特别说明：本疗法为临床诊疗的常规次第，而临床上有常有变，如果下焦阳虚、阴寒内盛，有亡阳之虞，就需要直接用四逆法回阳救逆，待阳气回复，再根据具体情况按次第处理。

4）预防调护

①阳虚体质患者在平时要少吃性味寒凉和煎炸的食物及冷

饮，多吃一些温补、富含蛋白质的食物，如羊肉、牛肉、山药等。

②防寒保暖，避免过度劳累。坚持每日适量运动，多晒太阳多活动，平时要养成规律的起居习惯，保证充足的睡眠时间和良好的睡眠质量，不宜熬夜。

5）临证要点

①重视脉象：以脉的虚实为总纲，兼顾浮取和沉按，以沉按为要。

②重视中宫：中宫即中焦脾胃。即强调脾胃后天之本的重要性，故对于脾胃虚弱患者，应首先通过温中扶正，才能化生气血，以营养先天阴阳二气而使人体恢复正常。

③防止附子中毒反应：附子为扶阳救逆第一要药，但若炮制、煎煮、配伍不当，均可引起中毒反应。故需在辨证准确基础上用以合适的剂量，合理配伍，久煎降毒，方能最大限度地避免中毒反应。

④本共识涉及超过《药典》剂量之药物，应当在专业中医师指导下使用。

# 第二节 基于"三焦次第疗法"的疾病诊治示范

扶阳学派认为，多种内科疑难重症多属人体之阴阳本体结构发生偏离，辨证论治的实质就是从根本上"扶正祛邪"，使人体重新处于"阴阳和"的状态。故本工作室创新性地采用医用红外热成像技术对人体病理性的阴阳结构进行诊断，并运用创立的三焦次第疗法对其进行治疗，以恢复人体正常的"内阳外阴"的状态，验之于临床，疗效颇佳，兹列举如下。

## 一、基于红外热成像技术探讨人体内阳外阴结构

历代医学大家的诊病思路多是以阴阳为主线，奈何今人多强调痰湿、瘀血等病理产物而忽略引起结果的阴阳源头的探究，导致顾标失本或阴病治阴、阳病治阳等简单化处理。近年来发展的红外热成像技术通过对体表温度的再成像，可在一定程度上通过人体温度的变化来反映中医的阴阳变化。我们从医用红外热成像技术入手，结合中医体质、人体动静脉血液系统热量转换来论证"内阳外阴"的客观性。并以此为依据，以期为临床在辨证推理及处方立法上提供客观的、直观的、规范的参照系统，具有较好的临床指导意义。

### （一）医用红外热成像技术原理

凡是温度高于绝对零度 -273℃的物体都能产生红外辐射。人体的恒定体温为 36~37℃，体内的热能通过皮肤表面源源不断地向外产生肉眼不可见的红外光波，而这种热能与人体各组织器官、细胞结构的新陈代谢密切相关，当相应部位产生病变时，其所产生的热能也会发生变化，传到体表的温度也随之改变。医用红外热成像技术便是一种利用探测器、红外摄像机来接收人体新陈代谢时向外发射的红外光波信号，然后将其通过图像、数字等形式表达出来，再利用专属计算机对信号进行分析与解读，以人体不同部位的温度来评估人体的寒热变化，

从而判定该区域新陈代谢状况的功能学影像技术。它能客观、准确、清晰地反映人体各组织器官的温度分布，进而可评估人体的脏腑阴阳及气血的虚实状态。此外，红外热成像技术能一次性检测分析全身脏腑的功能状态的特点，与中医整体观念相吻合。目前，医用红外热成像技术在中医领域中的应用已广泛涉及经络循行、辨证诊疗、中药药性、中医体质等方面，为传统中医的客观化验证提供了有效、科学、合理的红外热态学依据。

### （二）红外热成像技术与人体阴阳的生理病理变化

#### 1. 正常人红外热成像特征

中医以阴阳来解读生命，温度的高低是阴阳的一种表现形式，医用红外热成像技术是基于温度变化所呈现的冷热偏离来阐释人体不同生理、病理状态下阴阳的变化。正常人即平和质人群的阴阳关系应为"阴平阳秘"，从阴阳本体结构来解释当是内阳外阴的调和状态。《伤寒论》曰："阴阳自和者，必自愈。"阴阳各居本位，内阳而外阴，则阴阳调和。从西医学中血液系统的角度便能很好地理解内阳外阴的本体结构。人体的动静脉系统好比循环无端、日夜不息的阴阳运动，以心脏为中心，动脉血从中心泵向四周，经过呼吸系统循环后，再次以静脉血回流心脏。血液循环的过程也是体内能量转换的过程，动静脉系统相较，动脉血流快，产热多，温度高，故属阳；静脉系统血流慢，产热少，温度低，故属阴。人体以体温调节中枢为指令，各脏器新陈代谢所产生的热量通过血液循环进行转换，在产热与散热中，相伴行的动静脉血管之间因存在温度高低的差异，必然会产生能量逆流交换，动脉血向外周输送能量，静脉血将动脉血运行过程中所产生的热量再次回收体内，使热量不过度外散，以保持体表温度的恒定（图 2-2-1），这是阴阳的本体结构在人体血液循环系统的表现形式，阴阳调和则体温恒定。

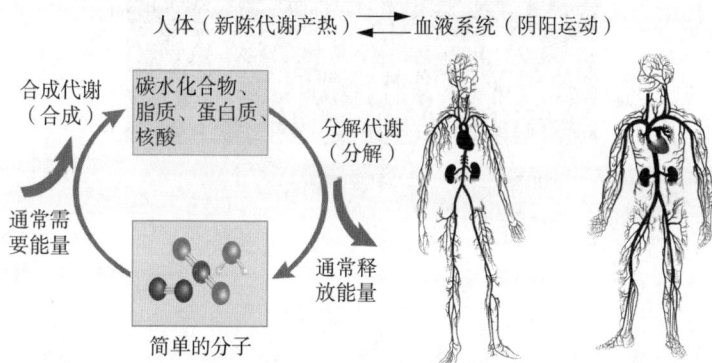

人体（新陈代谢产热）◀━━━━ 血液系统（阴阳运动）

合成代谢（合成）

碳水化合物、脂质、蛋白质、核酸

分解代谢（分解）

通常需要能量

简单的分子

通常释放能量

**图 2-2-1 人体阴阳本体结构在血液循环系统的表现形式图示**

医用红外热成像技术能客观地反映人体气血阴阳虚实的状态。我们团队经过近 40000 例自然人群的红外热像研究数据发现，正常人即平和质红外热成像特点表现 $\triangle T_{腋温-下焦}$、$\triangle T_{腋温-中焦}$、$\triangle T_{腋温-上焦}$ 的均温依次递减 0.1~0.2℃，$\triangle T_{腋温-命门}$ 较 $\triangle T_{腋温-头面部}$ 的温度低约 0.5℃（表 2-2-1），即平和质以下焦、命门的实际温度最高，中焦次之，头面部及上焦最低，这与李洪娟教授团队的研究不谋而合。此外，还发现平和质人群躯干呈弥漫性热偏离，四肢末梢呈冷偏离（图 2-2-2），躯干部的实际温度明显高于四肢末梢。平和质的红外热态学特征直观地展现了正常人内阳外阴的阴阳本体结构，同时也为该理论提供客观的科学依据。

127

表 2-2-1　平和质各观察区域均温　　　　　单位：℃

| | 命门 | 下焦 | 中焦 | 上焦 | 头面部 |
|---|---|---|---|---|---|
| △T | 1.35±0.39 | 1.36±0.37 | 1.58±0.37 | 1.74±0.40 | 1.92±0.39 |

注：△T 表示人体生理温度腋温与相应观察区域的温度差值，均温越高，则实际观察区域的温度越低。

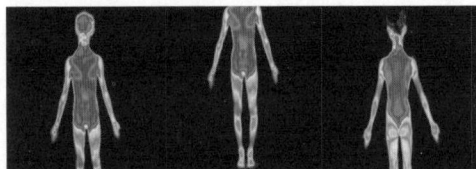

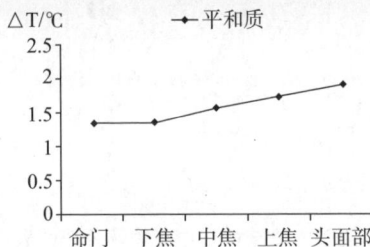

图 2-2-2　平和质红外热像图及其特征

## 2. 阳虚质红外热成像特征

阳虚质是人体阳气亏虚、形寒肢冷的一种偏颇体质状态。肾中元阳为一身阳气之根本，故阳虚质在脏腑层面的认识主要指以肾阳虚为基本病机，然脾胃为后天之本，需赖先天肾阳的蒸腾气化而发挥升降之功，肾阳亏虚，致火不暖土，故阳虚质常以脾肾阳虚在临床上较为常见。通过对 20000 多例阳虚质的红外热像研究数据发现，阳虚质的红外热态图表现为督脉显示不连贯，双肾区、中下焦、双下肢呈冷偏离分布（图 2-2-3）。由表 2-2-2 可知，△T$_{腋温-下焦}$、△T$_{腋温-中焦}$、△T$_{腋温-上焦}$、△T$_{腋温-头面}$的均温依次递增，△T$_{腋温-上焦}$相较于△T$_{腋温-中焦}$、

$\triangle T_{腋温-下焦}$均温低于 1.0~2.0℃，即阳虚质以下焦实际温度最低，命门及中焦次之，上焦及头面部最热。

表 2-2-2　阳虚质各观察区域均温　　　　单位：℃

| | 命门 | 下焦 | 中焦 | 上焦 | 头面 |
|---|---|---|---|---|---|
| $\triangle T$ | 3.34±1.35 | 3.67±1.33 | 3.34±1.23 | 1.97±0.46 | 1.68±0.59 |

注：$\triangle T$ 表示人体生理温度腋温与相应观察区域的温度差值，均温越高，则实际观察区域的温度越低。

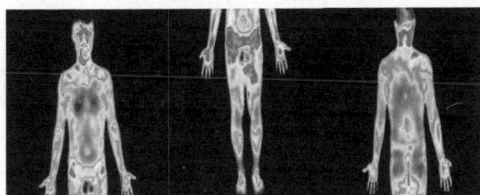

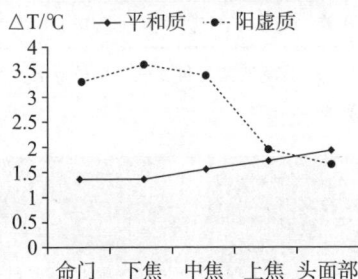

图 2-2-3　阳虚质的红外热成像图及其特征

### 3. 阳虚质兼夹痰湿质红外热成像特征

九种体质中阳虚质与痰湿质分开而论，然中医以阴阳为基，以气血虚实为楯，痰湿、瘀血是在阴阳气血平衡被打破之后而形成的病理产物，且痰湿质的基本病理本质为阳虚阴盛，其在一定程度上兼夹阳虚质，尤以脾阳虚最为关键。脾阳亏虚，中焦运化失司，津液不布，水液代谢障碍，痰湿内阻，则人体基础代谢率降低，血脂降解率减弱，腹壁脂肪堆积，则局部微循环受阻，中焦呈凉偏离；脂肪堆积肝脏，肝气疏泄不利，经脉气血瘀滞，或湿邪蕴久化热，而肝开窍于目，则眼部脉络瘀阻，日久而化热，呈现出热偏离，故在红外热态学上，阳虚质兼夹痰湿质的特征表现为双眼呈"八字征"或"熊猫征"高热态分布，督脉显示断续，中下焦呈低热态分布（图2-2-4）。由表2-2-3可知，阳虚质兼夹痰湿质 $\triangle T_{腋温-中焦}$ 均温高于 $\triangle T_{腋温-下焦}$、$\triangle T_{腋温-上焦}$，$\triangle T_{腋温-上焦}$ 相较于 $\triangle T_{腋温-下焦}$、$\triangle T_{腋温-中焦}$ 均温低于 $1.0\sim2.0℃$。即阳虚质兼夹痰湿质以中焦的实际温度最低，下焦、命门次之，上焦、头面部的温度最高。

表 2-2-3　阳虚质兼夹痰湿质各观察区域均温　　　　单位：℃

|  | 命门 | 中焦 | 下焦 | 上焦 | 头面 |
|---|---|---|---|---|---|
| $\triangle T$ | $4.67\pm0.94$ | $6.61\pm1.22$ | $6.34\pm1.36$ | $4.45\pm0.87$ | $4.13\pm2.37$ |

注：$\triangle T$ 表示人体生理温度腋温与相应观察区域的温度差值，均温越高，则实际观察区域的温度越低。

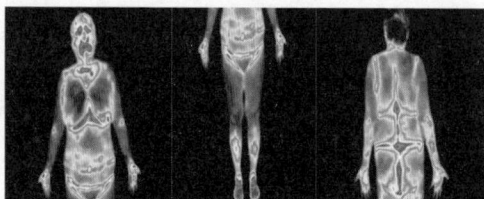

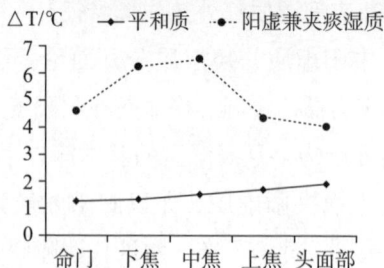

图 2-2-4　阳虚质兼夹痰湿质的红外热成像图及其特征

### 4. 阳虚质兼夹血瘀质红外热成像特征

阳虚质兼夹血瘀质是以阳虚质为基本体质状态，在生理病理的移行过程中因阳气亏虚，不能推动脉内血液运行，血液凝滞，阻塞脉管，进而引起血瘀。《灵枢·营卫生会》中说道："营在脉中，卫在脉外，营周不休，五十度而复大会，阴阳相贯，如环无端，卫气行于阴二十五度，行于阳二十五度，分为昼夜，故气至阳而起，至阴而止。"营属阴，卫属阳，卫阳推动营血运行于脉中，卫阳亏虚，营卫不和，昼夜循行障碍，阴阳之气不相顺接，阴阳相贯之环不能承接。人体以左半身为阳，右半身为阴，进而出现以人体中线为轴的左右半身阴阳不平衡，其红外热态学特征主要表现在督脉不连续或不显示，躯干左右半身前后均呈不对称热态分布，温度高低差异性明显（图 2-2-5）。由表 2-2-4 可知，阳虚质兼夹血瘀质 $\triangle T_{腋温-下焦}$、$\triangle T_{腋温-命门}$ 均温高于 $\triangle T_{腋温-中焦}$、$\triangle T_{腋温-上焦}$，$\triangle T_{腋温-上焦}$ 相较于 $\triangle T_{腋温-中焦}$、$\triangle T_{腋温-下焦}$ 均温低于 0.25~1.0℃。即阳虚质兼夹血瘀质以下焦、命门的实际温度最低，中焦次之，上焦、头面部的温度最高。

表 2-2-4　阳虚质兼夹血瘀质各观察区域均温　　单位：℃

|  | 命门 | 下焦 | 中焦 | 上焦 | 头面部 |
|---|---|---|---|---|---|
| $\triangle T$ | 3.27±1.61 | 3.71±1.42 | 3.07±1.50 | 2.82±1.40 | 2.57±0.59 |

注：$\triangle T$ 表示人体生理温度腋温与相应观察区域的温度差值，均温越高，则实际观察区域的温度越低。

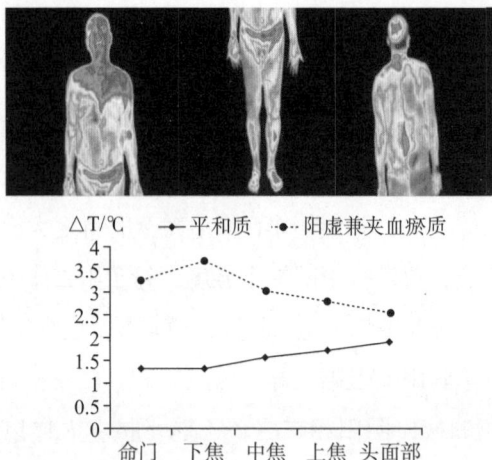

图 2-2-5　阳虚质兼夹血瘀质红外热像图及其特征

### 5. 阳虚质兼夹阴虚质红外热成像特征

气血化生于脾胃，藏养于肝肾，故不论先天禀赋不足，抑或后天脾胃失养及病后失调，均可使下元虚衰。足少阴肾为水火之脏，水为阴，火为阳，所以肾为阴阳之根本。肾之元阳起元阴上济心火，心之阴液藏心阳下煦肾阴，两者阴阳相互交感，使心火不亢，肾水不寒，此阐述的是后天坎离之阴阳相交，为先天坎离中立极之阴阳之"用"，如清代医家孙庆增《吴医汇讲》中所说："水不升为病者，调肾之阳，阳气足，水气随之而升；火不降为病者，滋心之阴，阴气足，火气随之而降。则知水本阳，火本阴，坎中阳能升，离中阴能降故也。"故当阴阳两虚时，心肾不济，坎离中立极之阴阳不能相互交感，其在红外热态图上表现在督脉不连续或不显示，呈冷偏离分布，头面部、胸膺呈热偏离分布，呈现典型的"上热下寒"热态图，双掌心、双足背呈热偏离分布，尤以肢体远端最明显，更甚者出现典型的"手足心热"热态图（图2-2-6）。由表2-2-5可知，阳虚质兼夹阴虚质 $\triangle T_{腋温-下焦}$、$\triangle T_{腋温-命门}$ 均温高于 $\triangle T_{腋温-中焦}$、$\triangle T_{腋温-上焦}$，$\triangle T_{腋温-上焦}$ 相较于 $\triangle T_{腋温-中焦}$、$\triangle T_{腋温-下焦}$ 均温低于 2.0~4.2℃。即阳虚质兼夹阴虚质以命门、下焦的实际温度最低，中焦次之，上焦、头面部的温度最高。

表2-2-5　阳虚质兼夹阴虚质各观察区域均温　　单位：℃

|  | 命门 | 下焦 | 中焦 | 上焦 | 头面部 |
|---|---|---|---|---|---|
| △T | 6.75±0.93 | 6.43±0.97 | 4.34+0.71 | 2.20±1.43 | 2.89±1.15 |

注：△T表示人体生理温度腋温与相应观察区域的温度差值，均温越高，则实际观察区域的温度越低。

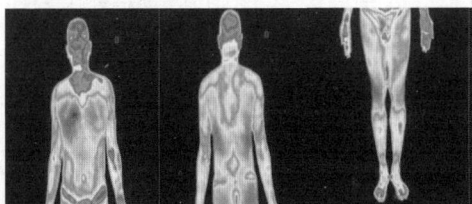

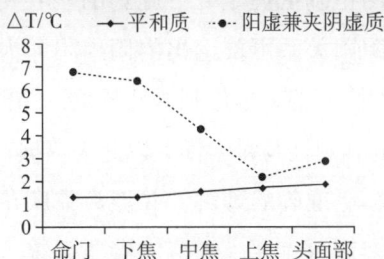

图2-2-6　阳虚质兼夹阴虚质红外热像图及其特征

## （三）总结及意义

如前所述，阴阳的空间位置关系为内阳外阴，阴阳各居其位，阴平而阳秘，故正常人即平和质在红外热成像上表现为命门、下焦、中焦、上焦、头面部的实际区域温度呈依次递减趋势，呈现"内阳外阴"的热态学特征。《素问·上古天真论》论述男女生长发育周期时均是始于"肾气盛"终至"肾气衰"，肾藏元阴元阳，人体的生长壮老已是在阴阳的消长与转化之间缓慢推进，而又以阳气的虚实变化尤为重要，人体的生命过程便是体内阳气由内向外、由实到虚逐渐耗散的过程，故无论是阳虚质还是阳虚质兼夹痰湿、血瘀、阴虚体质，其红外热态学均表现命门、下焦的实际区域温度要低于上焦及头面部，这从反面证实人体"内阳外阴"结构的科学性。

《素问·阴阳离合论》曰："阴阳者，数之可十，推之可百，数之可千，推之可万。"阴阳乃万物立根之本，其存在于天地之间，万物受其感化而皆具有阴阳之性，所以人体生命活动的发挥都赖阴阳的相互运动，且以阴阳为立命之本，"夫自古通天者，生之本，本于阴阳"，故辨病论治首辨阴阳，然对阴阳本体结构的正确把握是处方施药的核心要点。基于红外热态学来探讨阴阳关系可推论出内阳外阴即为阴阳和合之常态，超出常态即阴阳偏离本位则百病丛生，并再次论证了内阳外阴本体结构的客观性及科学性。以此为依据，对中医基础理论能有更深刻、更准确的理解，并能为临床在辨证推理及处方立法上提供客观、直观、规范的参照系统，值得深入研究发掘。

## 二、从"阳虚为本"论中风病的次第治疗

扶阳学派认为，阳虚是中风病的发病之本，并认为中风病

的一般治疗应着眼于三焦气机的关联，以三焦阴阳自和为准则，先清通上焦阳明，次而疏通中焦脾胃，再以温固下焦元阳善后，因此提出"次第治疗"中风病的原则，如此则阴阳升降无碍，阳气密固可行，则疗效自可期待。

### （一）目前中医治疗中风病的主要方向与不足

目前多数医家认为，中风病的基本病机是阴阳失调，气血逆乱；病因为风、火、痰、瘀、气、虚；病性为本虚标实，上盛下虚，所谓本则肝肾阴虚，气血衰少，标则风、火、痰、气、瘀诸端，如复有饮食起居无节，或过劳，或志意不和，或气候骤变等，导致瘀血阻滞，痰热内蕴，或阳化风动，血随气逆，引起脑络痹阻或血溢其外，则发为中风。本病急性期以标实为主，恢复期则本虚之象愈加凸显。

对于中风病的治疗，后世医家多本诸前人之说，依临床辨证，随机立法，或平肝息风、活血通络，或清热化痰、通腑泻浊，或滋阴潜阳、益气养血等。对于其闭脱二证，又分别治以祛邪开窍醒神和扶正回阳固脱；内闭外脱者，则醒神开窍与扶正固本相兼；恢复期及后遗症期多为虚实夹杂，邪实未清而正虚已现，则治以扶正祛邪，常用育阴息风、益气活血等法。此外，目前中医学受西医学观念的影响，多从西医角度认识中风病，即病发之关键在于血脂、血压、血糖长期升高，在此基础上出现脑血管阻塞，故将治疗的重点逐渐转移到血瘀痰阻、脑络不通等方面，而多从活血化瘀、化痰通络等论治。

研究表明，中风病用以上诸法均具一定疗效，能减少患者致残率，提高生存质量。迄今为止，其总体疗效尚不尽理想，尤其是中风病目前的治疗难点，如高致残率和高复发率的问题亟待解决。同时，由于对中风治法的客观评价亦缺乏统一的标准，而难以确定各种治法在中风病治疗中的地位及主次。我们结合多年的理论研究和临床经验，认为对本病的认识尚存在以下不足：①病机病性认识方面。本病基本病机为阴阳失调，气血逆乱。我们应该怎么认识阴阳失调呢？《素问·生气通天论》曰："凡阴阳之要，阳密乃固。"就是说，阴阳关系的要害在于阳气能"密固"，而阳气能"密固"，虽然靠阴气的潜藏作用，但阳气本身的充足亦至关重要。如阳气虚衰，阴寒内盛到一定程度并逐渐发展为阴盛格阳，阳不归元，而阳郁于上的格局。故目前中医内科教材中多将中风病病因中的"虚"归结为肝肾阴虚，而没有将"元阳虚衰"作为其发病基础单独列出来。②治则治法方面。中风病的病机变化多端，是一个相继的动态发展过程，各种病机不是孤立的，而是错综复杂、互为因果的。由于中医理、法、方、药的一致性，如果对中风病发生的机制认识不足，则可能造成其辨证的缺陷，导致治疗的偏差。因此，目前对中风病发病基础的认识，如果仍然局限于肝肾阴虚，那么贯穿于治疗过程的治则、治法就不完整，难以确保治疗的效果，甚至导致治疗失误而加重病情。

受《黄帝内经》重阳思想的影响及对中医扶阳学派倡导的扶阳思想的认识，我们认为，阳虚之于中风病的发病不仅重要，更是其发病之本。并认为中风病的一般治疗应着眼于三焦气机的关联，以三焦阴阳自和为准则，先清通上焦阳明，次而疏通中焦脾胃，再以温固下焦善后，因而提出了"次第治疗"中风病的原则，为该病的治疗提供新的思路及手段。然中风病亦有轻重缓急，若中风病发立见脱证，则当急以回阳固脱，待病势稳定，再缓治以一般次第。

## （二）关于中风病"阳虚为本"的理论依据

《素问·生气通天论》曰："阳气者，若天与日，失其所，则折寿而不彰。"又曰："阳气者，大怒则形气绝，而血菀于上，使人薄厥。"首先，阳气的重要自不待言，其若天日，但如果"失其所"，后果很严重，会折寿。如阳气在大怒后，逆乱不束，行血上冲，可发为薄厥。薄厥者，或中风也。故阳气不失其"所"很重要。那么，其"所"何在呢？《素问·生气通天论》又曰："凡阴阳之要，阳密乃固……阴平阳秘，精神乃治；阴阳离决，精气乃绝。"以上提示要保持正常生命活动，阴要平和，阳要固密。固密者，内也，阳气的"所"，或说阳气本来正常的位置，即本位应该固密在内。阳的本位在内，阴的本位自然相对在外，这就是人体阴阳的本体结构。而阴阳的用即是在体的基础上，其正常的升降出入的活动。故人欲无病，需保证阴阳二气的升降出入不偏离内阳外阴的本位范围，此即"阴平阳秘，精神乃治"的实质，反之则病。近代名医彭子益亦曰："人身之气，阳位在上，而根于下；阴位在下，而根于上。"此处的"根"，即指本位。阴阳本位的确立，使我们对中风病病因风、火、痰、瘀、气、虚的认识更加清晰。如前所述，目前一般认为，中风病的病理基础是肝肾阴虚，而我们则认为，中风病的根本在于元阳虚衰，这是通过对人体先后天阴阳关系的深入分析得出的结论。那么肝肾阴虚与元阳虚衰有什么内在联系呢？

　　《黄帝内经》曰"正气存内，邪不可干""邪之所凑，其气必虚"。又云："邪气盛则实，精气夺则虚。"因此，人之不病，在"正气存内"；人之所病，在"其气必虚"。这里，"虚"为何？"精气夺则虚"；"正"为何？《广韵》曰："精，正也。"《素问·金匮真言论》则曰："精者，身之本也。"故生病与"精"直接相关。这一点，在中医"厥"一类疾病中体现得尤其鲜明，如《素问·生气通天论》又曰："阳气者，烦劳则张，精绝，辟积于夏，使人煎厥。"此之谓也。精所藏在肾，"精化气"，是说精为气的贮藏形式，气是精的起用状态。故可以认为，精气就是肾之元阳，此元阳为人体脏腑功能的原动力。肾阳充足，则木壮生火，火以暖土，土暖则化生万物。"其实，斯土得化，后天之阴分一概得以化生。惟其中水谷之精气即后天之精复归于肾而藏之，填补先天之精而与之同化。《灵枢经》曰：'真气者，所受于天，与谷气并而充身者也。'故阴虚的本质仍然是元阳不足，这是由于元阳化生阴精的功能受到影响，才会出现阴阳两者关系失调"。这里有一个关键的蕴意，即肾的元阳通过暖土，生化后天的一切阴分（包括肝肾之阴），而其中的水谷之精又能补充先天的肾精以"并而充身"。如水谷之精不足，不能补充肾精，则化气乏源，同样造成肾阳虚。故元阳虚衰，既可引起肝肾之阴不足，又可使阳虚加重。中医扶阳学派之"病在阳者，扶阳抑阴；病在阴者，用阳化阴"的治疗理念，是有其深刻性的。清代医家郑钦安认为"余谓凡治一切阴虚、阳虚，务在中宫上用力"，而"务在中宫上用力"的前提在于元阳充足而能发挥暖土之功。另外，阶段性的肝肾阴虚可引起阳亢，持续阳气上亢则使"精化气"太过，即耗精过多，引起肾精不足，化气乏源，终致阳气内虚，所谓"壮火食气"也。而元阳亏虚，还可导致肝气疏泄无力，则或气滞，或血瘀，或湿聚成痰，亦可发展为阴盛于内，格阳于外，而加重阳亢于外，气不归元，导致内风虚火相与鼓动。如适遇诱因，"两虚相得"，即可发为中风。

关于阳虚对中风发病的影响，近代医家亦非常重视。《医法圆通》中认为，中风发病主要在于"阳衰在何处，风邪即中何处""虽然风由外入，痰因内成，总缘其人素禀阳虚"。《四圣心源》中提出"肾主蛰藏，相火之下秘而不泄者，肾藏之也，精去则火泄而水寒，寒水之溢，浸淫脾土，脾阳颓败""盖血中温气，化火之本，而温气之源，则根于坎中之阳，坎阳虚亏，不能生发乙木，温气衰损，故木陷而血瘀"。意思是说，一旦精去火泄，脾阳颓败，不能助肝木温升，导致气机闭阻，产生痰浊瘀血，可阻滞经络而中风。彭子益则认为："人身肾水之气，封藏不及，则现阳越、头晕、发热、足肿等病。封藏不及者，金气收敛之力衰，木气疏泄太过也。"又曰："木气疏泄偏胜，伤及肾家藏气，肾阳外泄，肾气空虚。"其所言指肾水不足，阳失密固，可引起阳越而亡，泄阳太多，终致"肾气空虚"。显然肾气空虚，致阴盛格阳，中风病发病自在旦夕矣。

郑钦安对时人常用的中风病治法曾发己见，曰："常见卒倒昏迷，口眼喝斜，或身软弱，或周身抽掣。众人治之，专主祛风化痰不效。若专主祛风化痰，每每酿成脱绝危候，何也？正虚而邪始生，舍其虚而逐其末。况一切祛风化痰之品，皆是耗散元气之斤，未有不立增其病者。"其提出了"治之但扶其真元,内外两邪皆能绝灭。是不治邪而实以治邪,未治风而实以祛风"的治疗新主张。

### (三)扶阳思想指导下的中医治疗中风病的标本次第

目前中医扶阳学派所倡导的扶阳思想,实质上是《黄帝内经》重阳思想在临证上的发挥,强调"生命以火立极"。其治病,实本诸"阴平阳秘,精神乃治"的观点,以"病在阳者,扶阳抑阴;病在阴者,用阳化阴"为思路,以最终实现"阳密乃固"为治疗旨归。实践证明,以扶阳思想指导中风病的防治,已展现出良好的前景。

"必伏其所主,而先其所因"。中风病的阴阳失调,论其本无非有两种可能:一是升的问题,即阳气从内往外的升发出现障碍;二是降的问题,即阳气由外往内的收藏出现问题。前者为阳气虚衰,升发无力,或致气滞、血瘀、痰湿,或为之阻;后者则或阴虚不藏,阳亢气逆,而此阴虚又与元阳不足相关,或阴盛格阳,气不归元,如此皆可致风火在上为患。欲使中风病恢复阴阳调和,当培补元阳,使阳气固密。而欲阳气固密,又当使火能暖土,化生水谷精气,与肾精"并而充身"。然而,"病有标本,刺有逆从",中风病的治疗过程,标本处理尤为关键。如何准确地把握好中风病中阳气虚衰与风、火、痰、气、瘀的关系呢?《素问·三部九候论》给出一个原则,即"实则泻之,虚则补之,必先去其血脉而后调之,无问其病,以平为期"。我们认为,消除风、火、痰、气、瘀诸邪就是"去其血脉"的范围。故中风病的治疗,或补或泻,或补泻结合,必先以消除风、火、痰、气、瘀诸邪为首务,然后调和阴阳，使阳气固密。而根据上述人体阴阳的本体结构，正常的阴阳升降过程，阳是从内往外、从下往上层层温通，阴从外往内、从上往下层层清通，这是有层次和阶段的。故欲使中风患者恢复阴阳升降正常，终以实现阳气密固的旨归，前提是必须保证风、火、痰、气、瘀诸邪消弭于人体三焦而无所阻滞，故温复元阳与依具体辨证而治以通腑、醒脑、通络、化痰、行气、活血、散化内寒、收敛浮阳等都是必需的，属标本问题。因此，我们提出中风病治疗的一般次第，即先以清通上焦阳明为主，使阳热有出路；继以健运中焦脾胃，使中枢复转；再主以温补下焦元阳，以保证中风病得以治本。如此阴阳升降无碍，阳气密固可行，则疗效自可期待。设想如果中上焦不通就直接温动元阳，则阳气不仅无法从内而外、从下而上升发，还会因出路不畅，郁于其中，加重病情。而复阳气之降，不管是温化内寒，还是权以滋阴，中上焦之畅通同样是前提和保障。因此，我们在中风病治疗的过程中，运用扶阳学派的桂枝法和四逆法，尤其注重在层次和次第上实现"扶其真元"，故能取得较满意的效果。

## 三、基于扶阳思想探讨老年期痴呆的次第治疗

阳虚是诸病的主要发病之因，痴呆的论治亦不离阴阳本体结构之论。我们认为，痴呆病机为"阳虚阴实，阳虚为本"，以"扶阳为主，次第治疗"为治则，在治疗上具体提出先温通中上焦，继温补下焦，再以益精填髓、益气养血之法以养其本的一般治疗次第，以达到"扶其真元"致"阴阳和"的状态。

## （一）扶阳学派对阿尔茨海默病的认识

纵观近年来的研究成果，我们不难发现，不论是血管性痴呆、阿尔茨海默病还是混合性痴呆，其病因病机基本一致，即本虚标实。本虚为五脏阴精气血虚损，标实则与痰、瘀、毒、浊、风等邪相关。然更多的学者认为，肾精（肾阴）亏虚在其发病中起着更为重要的作用，其临床治疗重点在于滋补肾阴，导致疗效不佳。

我们认为，老年期痴呆的病理特点实质是年老体衰，五脏之气逐渐衰败，阳气亏虚，气滞、痰浊、血瘀壅于五脏，或气血亏虚，精髓失养而影响五脏神志，导致痴呆。《医理真传》曰："可知阳者阴之主也，阳气流通，阴气无滞。"反之，阳气不足，稍有阻滞，则百病丛生。《素问·四时刺逆从论》曰："冬刺肌肉，阳气竭绝，令人善忘。"以上认为阳气不足也可导致善忘。肾阳为一身阳气之所主，肾阳充沛，精气化生充足，五脏所主安和，神机健旺。《内经精义》载："事物所以不忘，赖此记性，记在何处，则在肾经。益肾生精化为髓，而藏于脑。"《医学心悟》载："肾主智，肾虚则智不足。"肾为先天之本，通脑，主骨，生髓，有充养骨骼、滋生脑髓的作用。若肾精充足，则髓旺脑充，神机聪灵，思维、记忆、认知等功能才能正常发挥。若肾精亏虚，濡养不利，则元神失聪表现为痴呆的症状。由此可见，脑髓的充盈有赖于肾精的充盛。肾藏精，为五脏之本，生命之源，内寓真阴真阳，是一身阴阳之根本。而肾阳为全身阳气之根本，能温煦和推动五脏六腑功能，促进精、气、血、精液的化生及运行。肾阳蒸化肾精产生肾气，肾之精气上达化髓充脑。若肾阳虚衰，温煦及推动功能减退，肾之精气未能到达脑髓，清窍失养，乃成呆病。

我们提出痴呆病因病机为"阳虚阴实，阳虚为本"，主要表现在以下几个方面：①阳虚不能化生阴精，肾精亏虚，髓海空虚，神机失用，而致痴呆。②阳虚失于温运致痰、瘀、浊毒等阴实的产生和堆积，阻滞脑窍，元神失聪，引起痴呆。③阳虚不能气化，阳气不能升清，脑髓失清阳之助，失气血精微之濡养，清窍失养，发为痴呆。④虚阳浮于外，阳亢气逆，风火耗精，不能归肾潜藏，阳气失于肃降而不能纳藏记忆，引发痴呆。因此，痴呆的病机无论是本虚还是标实，本质上都是人体之元阳亏虚所致"阳虚阴实"，肾之元阳是精髓足、气血和的关键。

## （二）治法以"扶阳为主，次第治疗"

针对痴呆上述的病机，当培补元阳，使阳气固密，火能暖土，化生水谷精气，与肾精"并而充身"。当然，治病过程中，要处理标本先后，当同样遵从"实则泻之，虚则补之，必先去其血脉而后调之，无问其病，以平为期"的治疗法则。治疗本病时，必以祛除痰、瘀、浊毒、里寒诸邪为先，使人体三焦无所滞碍，而后温阳益气、益精填髓，使阳气固密，最终阴平阳秘。因此，我们提出痴呆的一般治疗次第：先以温通上焦、健运中焦脾胃为主要方法，使阴实之标得以祛除，中枢复转，三焦通畅；继以温补下焦元阳，复其阳；再以益精填髓、益气养血之法以养其本。如此，阴阳升降顺畅，阳气密固，精气充足，恢复内阳外阴结构，故能形与神俱。在痴呆的整个治疗过程中，注重脉证及治法的层次和次第尤为关键。而阳气之降，也有赖于中上焦畅通，这是其前提和保障。

从五脏－三焦分而论之，若是以上焦肺脏为主，以痰浊蒙窍为主症者，治疗上应以宣通肺气、升清降浊为法。我们创新性地提出从肺论治痴呆，因为肺气虚弱造成的痰湿水饮停聚、血液运行障碍、肾的收藏失常、大肠功能失调等在痴呆发病中发挥重要作用，因此提出以益肺宣肺降浊为治则，充分把握益肺降浊与宣肺的密切关系，以宣肺为主，豁痰开窍，辅以温肺阳，使补而不滞，标本同治，降浊宣肺同用，气机升降有序，上下兼顾。基于此，本工作室创制了代表方如益肺宣肺降浊方、益肺温阳化浊汤、桂陈宣化汤（桂枝法组方）等。若是以中焦脾脏为主，脾失健运则聚湿成痰，日久炼液成瘀，瘀阻脑络；脾虚不化，先天失养，终致神明失养，发为痴呆。验之临床，以本工作室创制的温脾通络开窍方或藿苓益智方治疗本病可获良效。若是以下焦肾脏为主，肾中元阳亏虚，肾中精气亏虚无以上行入脑充养髓海，导致神机失用，当以填精补气、温固下焦元阳为治法，本工作室创制了温肺降浊方、五脏温阳化瘀汤（四逆法组方）代表方。当然，如患者初诊则表现为肾阳虚衰之证，则可以直接予温阳四逆法治之，也必能取得较好疗效。

## 四、从人体内阳外阴结构关系谈失眠的次第治疗

扶阳学派认为，阳虚是失眠的发病之根，导致阳不入阴，即人体阴阳不同程度地偏离本来的"内阳外阴"结构。因此，运用扶阳理论从三焦辨识病机，在治法上采用"三焦次第法"

调理阴阳，使阳气内藏是基本治则，也是唯一的法则！

### （一）阴阳本体结构失衡导致失眠的发生

关于其病机的认识历代医家有所著述，《黄帝内经》认为阳不入阴是失眠的总病机。金代刘河间在《伤寒标本心法类萃》中指出："懊懊烦心，反复颠倒不得眠者，烦热怫郁于内而气不能宣通也，或胸满结痛，或烦、微汗出、虚烦者，栀子汤主之。"此表明阳气郁滞不通，内外不相交感是其主要病机。明代戴元礼在《证治要诀》云："不寐有二种，有病后虚弱及年高人阳衰不寐；有痰在胆经，神不归舍，亦令不寐。"张介宾在《景岳全书》指出，不寐分为"无邪而不寐者"和"有邪而不寐者"，并提出以"养营养气"和"祛其邪"为主治。历代医家对失眠的病机概括总结为三种：其一，阳气外出抗邪，无法正常内藏而失眠；其二，阴寒内盛，阳气无法内藏而被迫外处于其他脏腑，导致阴阳失调；其三，体内阳气弱，潜藏之机失司。后两点虽然都是人体内环境导致的阴阳不和，但其病机却大不相同。三者总的病机是相同的，那就是阳气没有得到潜藏，使阳气一直处于外面，形成"内阴外阳"错误的阴阳结构。正如《医法圆通》所言："不卧一证，素秉阳衰，真水不升，心气不降，心肾失交，故不卧。"

同理，三焦是调和阴阳的关键枢纽。三焦气机通畅、升降相因、阴阳的平衡，均依赖阳气的作用。阳虚致气机失调、阴阳失衡、阳不入阴、阴阳失交是失眠的主要病机。如《类证治裁》所言："不寐者，病在阳不交阴也。"上焦不通，则心肺失降；中焦不通，则脾胃气机升降失调；下焦阳虚，则肝肾失升。《医理真传》指出："三焦之气，分而为三，合而为一，乃人身最关要之府，一气不舒，则三气不畅。"一气实乃阳气，下焦之阳气，也是先天乾元一气。阳气以温为用，以通达为特性，上通清窍，下走浊阴，内通五脏，外达四末，常易亏易损。在内阳气虚损或不畅则会导致内生寒邪或水湿停滞，痰饮瘀血阻络，导致中、上二焦宣通不畅，下焦虚寒，阳不归位；在外阳虚肌表不固，外邪入侵，导致阳不入阴，阴阳失交。因此，从三焦阳虚角度审证失眠，乃是大道至简，以简驭繁。

扶阳学派传承人胡跃强认为，失眠患者的病机是人体阴阳不同程度地偏离本来的结构关系。阳往外发，阴朝内陷，阳主用，阴主体，阳气一直处于用的状态，人体得不到休息，心神得不到安养，一直浮越在外面，故而失眠。显然，治疗失眠是在辨证指导下扶正祛邪，使人体还原到阴阳本来的结构状态。

## （二）失眠的三焦次第治疗方法

疾病的发生发展是循序渐进的过程，其实质是阴阳偏离本来结构的一个动态演变过程。阳主向外发，主动；阴为有形之体，主向内守，这便是阴阳的本来结构！在其动态变化过程中大致会遇到外来和内在邪气的干扰而使阴阳间的动态平衡被打破，这个平衡不是阴阳物质能量的绝对平衡，而是阴阳维持相对的平衡。治疗失眠的关键（亦称法门）是使阴阳回归本位，形成内阳外阴的结构关系。我们认为，影响回归本体结构的因素大的方面可以从两点论：其一，在外之邪侵犯人体，扰动内阳外御贼邪，致使阳气外留抗邪，无法回归本位；其二，人体内环境被打乱，内部阴邪痰浊之气构成阴盛有形之物，或者阳气相对虚弱而不能打开内藏的枢门，导致阳气浮越在外，不能归根复命。在治疗上要分清疾病的病性与病位所在，从阴阳的大处入手，要有次第的治疗，首先从上中焦入手，宣通荡涤，清理在外之邪和疏通阳气内藏之外通道，治疗上多用桂枝法加龙骨、牡蛎、酸枣仁、柏子仁等药物，由于失眠患者多伴焦虑抑郁症状，为少阳经气不利之表现，因此在治疗上又讲究太少兼顾，多加用柴胡、黄芩等以疏利肝气。其次，治疗内环境时，需引阳入里，温化阴邪，需在准确把握病机的情况下用潜阳封髓丹、乌梅丸等以温化三阴之寒邪。此时，防止过燥伤阴，或在温阳固本之时，即四逆回阳时，适当填精，多用淫羊藿、巴戟天等药，使精气相互化生，让阴阳始终保持相对平衡之中。在治疗过程中根据病情变化分次第治疗，根据人体阴阳的盈缩，巧妙地加以引导，同时再佐以理中和安神之品，如石菖蒲、茯神、法半夏、远志、合欢皮等。

总之，失眠在临证治疗时或是先解表开路，荡涤在上中及表之邪，为下一步阳能入阴、归根复命做准备；或直接从中下焦入手，温阳救逆，直补坎中之阳。对于内外都有邪气的情况可内外、上中下三焦兼顾，为阳气内藏创造条件。在阴阳的本体结构理论指导下治疗失眠，其理论是系统全面的，临证之时对病情的分析，把握用药次第是关键。

## 五、基于扶阳思想探讨肿瘤的次第治疗

中医药在肿瘤治疗方面具有独特的优势。近年来，扶阳理

论因其理论完整、疗效显著越来越受到关注。基于对扶阳理论的认识与理解，我们认为肿瘤发生的关键因素在于阳虚，阳气亏虚则推动温煦力量不足，瘀血、痰浊、热毒等病理产物易堆积。故肿瘤的基本病机为"阳虚为本，痰热瘀毒为标"。在治疗上，应通过"三焦次第"疗法达到治疗的目的。

### （一）基于扶阳理论的肿瘤病因病机

《素问·阴阳应象大论》云："阳化气，阴成形。"肿瘤为气血非正常积聚所产生的，为"成形"太过，实为"阴成形"的太过，"阴成形"太过实质源于"阳化气"的不足，"阳化气"的不足根本是阳虚所致。肿瘤患者体质多为阳虚，阳虚后造成气化失常、气滞血瘀、湿聚痰结、郁热伤阴，病理产物的堆积进一步阻碍"阳化气"，从而引发恶性因果循环的连锁反应。内阳不足可致"阳密"的动摇，阳气不能固密在内，则"内阳外阴"的本体结构遭受破坏。阳不在本位而散逸四处，于阳气最薄弱处，亦为阴实结聚停留之处，此时之阳因不在其位已成邪阳，故邪阳耗伤津液、聚湿成痰、炼痰成块，堆积成阴邪。阴邪在外包裹越多，在里阳郁产热越多，若不调整，日久则形成邪实积聚。现代多认为肿瘤是癌毒热毒，治疗主张清热解毒，此为误区所在。真实原因并非阳气过盛过多，而是阳气的不足与失位破坏整体内阳外阴的本体结构，导致郁热产生、阴寒积聚，最终发为肿瘤。此时若随意清热解毒则恐雪上加霜，尤其老年肿瘤患者，本虚阳弱不耐攻伐，用之危矣。

另外，阳气不足最易影响中土运化，中土运化不及则升降失常，连累先天的坎离交济，坎离交济失调则后天中土更难健全，最终导致人体本土属性的全面衰败，打破人体正常有序稳态，引发恶性肿瘤。本土属性的衰败意味着中正之位的偏离、平和之性的破坏。正气内虚是肿瘤的发病基础，正气有赖于阴阳之气的中正，而阴阳之气能否中正与中土之位关系甚大，土位中正则阴阳之气居其正位，土位居偏则阴阳之气不居正位，故正气内虚的发生源于人体本土属性的衰败。所以，人体本土属性的衰败也是肿瘤发生的重要因素。

### （二）肿瘤的次第治疗

根据肿瘤患者的特点，我们提出"扶正祛邪，回归中土状态""保后天胃气，存先天真气"的治疗原则，进一步总结一般情况下遵循的三个治疗步骤，又称"次第治疗"。

#### 1. 温通中焦，恢复中气

在临床接诊的肿瘤患者中，大致可分为两类：一类是接受过西医治疗的患者，包括手术、放疗、化疗或靶向治疗等；另一类是因各种原因未进行任何西医治疗的患者。在第一类接受西医治疗的患者当中，普遍存在消化道和血象的反应，如纳食不佳，或食后腹胀、嗳气反酸，舌苔厚腻及白细胞低、血红蛋白低（贫血）等。这一系列症状直接反映中焦脾胃的功能状态，表明中焦阳气不振，难以运化水谷，水谷不运则气血生化乏源。第二类肿瘤患者中或多或少也存在这些症状。前述已知中土脾胃系统对人体健康的重要性，故中医治疗肿瘤，首先要从中焦脾胃入手，否则"胃气一败，百药难施"。针对肿瘤患者普遍存在的中焦脾胃问题，我们提出治疗首先要"温通中焦、恢复中气"，临床运用藿香法（基本药物组成：广藿香、苍术、陈皮、法半夏、白蔻仁、砂仁、茯苓、生姜）或桂枝法遣方。藿香法一般针对脾湿阻满较重、有明显消化道症状的患者，意在化除湿邪、开散中焦湿滞。桂枝法一般针对寒湿突出、有明显中上焦阻滞的患者，意在扶阳宣通、协调阴阳。建立中焦通路是因为只有中路无阻，上下才能交通，升降才能相因，阳气方可纳下，恢复阴阳的本体结构。运用温法，振奋脾阳，脾阳旺则痰湿得化、饮食可消、中气得固，中气固即后天之本固，后天安稳则先天不至于很快出现耗散，为治疗争取时间，提供机会。饮食得到改善后，气血生化也有源，且对药物的吸收能力大大增强，为下一步的治疗奠定良好基础。

**2. 温化内寒，疏通郁热**

在第一步的治疗下，中焦通路渐开，中气得固，生命的延续有了保障，所谓"留人治病"，人留住了，接下来便要针对老年恶性肿瘤的不同病因病机进行个体化辨证治疗。

人体化源有滋则正气渐复，正气起则逐渐有能力与邪交争。临床上，患者可出现肿瘤患处区域的不适或疼痛，病灶处各种相应症状凸显，并伴随其他相关症状。至此，我们提出一个很关键的"标本问题"，即肿瘤患者病在以阳虚为本，以气滞、血瘀、痰结、湿聚、郁热等为标。肿瘤看似生长迅速、血供丰富，易误以为阳气过剩聚集所致，殊不知寒主收引，阻遏气机，气机升降出入受阻则郁而化热，促成热壅助阴成形的肿瘤异常生长趋势。治疗以"温化内寒"为本，"疏通郁热"为标，标本明晰，标本同治，则既能缓解症状，又不失对疾病根本的长远考虑，临床运用桂枝法化裁或四逆法化裁为主。温化内寒是要阻断气滞、血瘀、痰结、湿浊、郁热的来路，桂枝法温通中上焦，使气血得行，温补之品可顺利下达以祛除下焦寒湿。湿性缠绵，湿热难愈，其根本原因是脏腑功能不足、阳气不足，故温化内寒则阳气可复，阳气复则能温养脏腑，提升人体气化功能，湿邪、热邪自然可去。

桂枝法化裁在常用桂枝法组成的药物基础上，根据不同肿瘤类型、不同脉证，可加郁金、延胡索、丹参、三七、浙贝母、灵芝、土鳖虫、牡蛎等。但应注意此类药物属开散之品，可疏散瘀滞、疏泄郁热、化癥消积，对于肿瘤患者而言属于攻法，使用须谨慎，若用法不当恐有耗散之嫌，故临证时注意药物用量、配伍和使用时间，并注意患者有尤出现纳呆不适等中土脾阳削弱迹象。若符合四逆法运用依据，则根据肿瘤的不同类型、不同脉证，可在四逆法（基本药物组成：制附片、干姜、肉桂、淫羊藿、砂仁、生白术、茯苓、炙甘草等）的基础上加灵芝、丹参、三七、牡蛎等。四逆法在温肾纳下之前要做好通路准备，否则附片不仅不能纳下而温化内寒，反致郁热化热，引起各种虚火症状，如口干、口苦、口腔溃疡、潮热、盗汗等。

### 3. 培土填精，固本培元

以上治疗起铺垫作用，皆为此步治疗做足准备工作。"培土填精，固本培元"是治疗肿瘤的终极旨归，临床主要运用温补方药配补益之品，意在增加化源、填补虚损。只有本强气旺，脏腑本身的功能才会增强，自愈机制才能启动，这是治病的关键，亦是远期疗效的体现。所谓远期临床疗效，即指人体体质的改变，也就是肿瘤体内致癌环境的改变。只要标证稍除，阻碍气机的因素稍去，即应立施"培土填精，固本培元"之法，因为解决气机不畅的药物有耗气的一面，肿瘤患者大多年老体弱、元气衰微，本钱不足，在祛邪的同时一定要见缝插针，邪稍去，道路稍通，则立刻扶正治本。这是"治病必求于本"的真实体现，只有这样，疗效才能真正稳固，复发率、并发症等忧虑才能真正消除，所以治病一定要以改善体质为前提，不应以损害体质为条件。临床常用温阳补益药物有制附片、党参、黄芪、生白术、砂仁、陈皮、茯苓、菟丝子、巴戟天、淫羊藿、炙甘草、益智仁、胡芦巴、肉桂、当归等。

总之，只要我们遵循中医固有的临证思维，正确认识肿瘤的病因病机，高度重视阳气温煦作用的至关重要性，明辨标本，坚定治疗方向，精准把握用药时机，疗效是可以期待的。

## 六、基于扶阳学术思想论疫病的次第治疗

自 2019 年 12 月起新型冠状病毒感染肆虐，时人多谓之"瘟疫"，并提出了多种治疗主张。根据运气学理论和辨证四诊合参，我们认为本病应从"寒湿疫"立论，其总体治疗思路是以扶阳三焦次第治疗为总纲，早、中期治法应以通阳为原则，后期及恢复期治法应以温阳为原则，旨在恢复阳气的宣通或温补之功。

### （一）扶阳理论诠释

扶阳理论的核心思想是"阳主阴从"。经后世历代医家不断发展完善，至扶阳学派创始人郑钦安则云："阳者阴之主

也，阳气流通，阴气无滞，自然百病不作；阳气不足，稍有阻滞，百病丛生。"扶阳的"扶"字，在清代阮元《经籍籑诂》解释："扶"，一个是"助也"，帮助的"助"；一个是"护"也，保护的"护"；一个是"治也"。所谓"扶"，从字意上来理解，有帮助、保护、调节、治理的意思在里边。而"扶阳"本身就有宣通、保护、温助、调理阳气的意思，包括通阳和温阳两方面，通过这样的扶阳，能使我们人体的阳气得到宣畅，得到强盛。阳气具有维持人之生命活力及脏腑功能等重要作用，以通为用，走而不守，内通脏腑，外达肌腠，上行清窍，下走浊窍，旁达四末，无所不至。"运行不息，贯通无阻"是其功能特点。然痰浊、瘀血、水饮、寒邪等阴邪常阻遏、蒙蔽阳气之运行，从而导致诸多病证。

通阳是指人体的阳气受到病邪的阻碍，因此不能温煦全身，此时人身之阳尚未虚衰，只需祛除病邪，则阳气自通。通者，通畅、流通之意也。温阳之温，指人体的阳气已经遭到病邪的损伤或本虚，失去其部分温煦功能。此时治疗既要祛除病邪，又要温补阳气，所谓"温"，指温补、温养之意也。"通阳"和"温阳"从表面上看似乎是两种不同的治疗途径，但其目的都是维护阳气正常的生理功能，使人体达到"阴平阳秘"的本位状态。

## （二）新型冠状病毒感染的病因病机

### 1. 从运气学理论探析本病之病因

对于新型冠状病毒感染疫病的发生，其原因当遵《黄帝内经》提出的"三虚"之说："人气不足，天气如虚……邪鬼干人，致有夭亡……一脏不足，又会天虚，感邪之至也……天虚而人虚也，神游失守其位，即有五尸鬼干人，令人暴亡也。"所谓"邪鬼""五尸鬼"，在《黄帝内经》中又称为"虚邪贼风"，与西医学的致病性微生物相类似。一方面，有"非时之气"。其时，湖北武汉地区秋伏后就连续多日干旱，入冬以来又气温明显偏高，而自 2019 年 12 月中下旬起，武汉市阴雨天气开始增多，空气较为湿冷，暖冬气候及骤然暴寒都是燥寒之气失时，因而产生疫毒邪气。此外，还需借助运气学理论的"三年化疫"理论，三年前的 2017 年是丁酉年，《素问·刺法论》云："丁酉失守其位……三年变疠。"《素问·本病论》亦云："丁酉未得迁正者，即地下丙申少阳未得退位者，见丁壬不合德也，即丁柔干失刚……后三年化疠。"此据《素问·本病论》所载即谓之"天虚"。丁酉年是阳明燥金司天，该年秋冬季气候燥象较著，故其影响三年后的"伏邪"应当是"伏燥"。另一方面，《素问·刺法论》提到："正气存内，邪不可干，避其毒气，天牝从来。"此次疫病，无论老幼，皆易相染，说明大多数人正气都有不同程度的受损，其受损的原因主要在以下两个方面。首先是肾藏精受到了阻碍。2019 年为己亥年，土运不及称为"卑监"，是指其没有生化之气，使万物痿弱无力，此即指后天脾胃功能不足，气血生化乏源。其次是加之终之气暖冬，阳气不藏，"冬不藏精，春必病温"，由于先后天均不足，必然会伤及内在脏器的抵抗力和人体的免疫功能。

综上所述，天虚会导致运气的暴郁，是疫疠之气萌发的时间条件，大约历经三年的时间，郁气（伏燥）待时暴发。而人虚的出现又为疫疬传播提供了载体，天虚和人虚内外条件和合，即构成了两虚相对，致使疫毒乃客其形，促使了瘟疫的流行。其病因乃燥、湿、火、寒、虚六淫杂陈，错综复杂，且伏燥在先，寒或寒湿居后。

**2. 寒湿郁闭之病机分析**

由于庚子年初之客气乃太阳寒水临于主气厥阴风木，致使寒湿困脾闭肺之象更为明显，早期以咳嗽、发热、乏力、腹泻等卫分证和气分证为主。在内受长期的温燥气候及三年化疫的影响，导致温燥之邪久伏于肺，易伤肺而咳，且以干咳为主。在外受湿邪的困阻，损伤脾肺之阳，导致腹泻、乏力、纳差等症状，加之疫毒"藉时气而入侵，得伏气而鸱张"，内外交困，阳气郁闭受损，气机升降失司，肺失宣肃，脾失运化，湿毒化热，传入阳明，形成阳明腑实，腑实不通则会加重肺气郁闭，并使邪气有所依附，湿热化毒，瘀闭肺络及心包，从而出现咳喘、呼吸困难、咯血。若不积极治疗，则极容易出现湿毒瘀闭气机，闭阻清窍，气机不达而热深厥深的休克状态，终致痰湿、瘀血、毒邪内闭愈甚，形成恶性循环，导致内闭外脱，阴阳双竭。

总之，本病多呈现阳郁于内、寒湿闭于外的征象，加之伏燥，导致本病感染者出现内燥外湿、内热外寒（湿）的病机证候特征，基本病机特点为"湿、毒、瘀、闭"。

## （三）扶阳治则治法阐释

**1. 通阳之法**

本病初起，寒湿外侵，湿困脾闭肺，寒湿夹戾气侵袭人体，致使肺失宣发肃降，脾失运化水湿，故称为"寒湿疫"。寒湿郁滞肺胃，其临床主要表现：发热或不发热，或微恶寒，乏力，或周身酸痛，咳嗽，少痰，胸闷憋气，纳呆，恶心，呕吐，大便黏腻不爽，舌质淡胖或淡暗，苔白厚腻，脉濡或滑。此时湿邪偏盛，阻遏人体气机，导致阳气不能外达。故应治以宣肺散寒，化湿和中，其治疗思路当遵仲景六经辨证之法，开太阳以解表，温太阴以固中焦并截断邪往里传变之路。基于此，扶阳学派创立"桂枝法"宣通中上二焦，该方以桂枝汤化裁治太阳并太阴两经之寒湿病变，以二陈汤化中焦痰湿杜绝生痰之源，最终实现气机的宣发肃降及脾胃的升降功能，使阴阳协调，营卫通调。此时我们也会辨证，在温散寒湿的主药中要加葛根、黄芩、连翘、金银花等药物以清里热或把郁热向阳明经及肺实质发展的路给截断。

至疾病中期，阳气郁久无力抗邪，加之湿毒借伏燥迅即入里化热、传入阳明，形成阳明腑实，湿毒瘀热内闭。此即疫毒闭肺期，临床表现为身热不退或往来寒热，咳嗽痰少，或有黄痰，腹胀便秘，胸闷气促，咳嗽喘憋，动则气喘，舌质红，苔黄腻或黄燥，脉滑数，提示病已进入气分，当按照太阳阳明合病的思路进行治疗，考虑肺与大肠相表里，病理生理上密切关联，此时一则需"透热转气"，二则需通阳明之腑实。基于此，我们仍以"桂枝法"合宣白承气汤（生石膏、生大黄、杏仁、瓜蒌皮）以宣肺透邪，清热解毒，前方透邪外出，后方泻浊通阳。其意亦类叶天士之"通阳不在温，而在利小便也"，况叶氏在《临证指南医案》中提到："阳明司阖，浊阴弥漫，通腑即是通阳。"此一清一透，即宣上、畅中、泻下之意，实现三焦气机的通畅，也截断邪入血分之道路。当然，在此阶段由于抗生素等苦寒药的使用及大量输液，加之现代人体质偏阳虚，使邪入厥阴及少阴概率大大增加，反而很少见到温病热入血分之气血两燔证，故临床上六经辨证变得顺其自然。

**2. 温阳之法**

疫病重症期，正气已衰，难以抗邪，以致内闭外脱，主要临床表现为呼吸困难、动辄气喘或需要辅助通气，伴神昏，烦躁，汗出肢冷，舌质紫暗，苔厚腻或燥，脉浮大无根。提示疾病已进入下焦阴分阶段，此时人体元阳脱离本位，向外耗散，人体处于"外阳内阴"的病理状态。解决这一问题的根本治则治法在于通过温阳法恢复生命的"内阳外阴"的健康态。当治急以回阳救逆、开闭固脱，方用参附汤、四逆汤之类，此即扶阳学派之"四逆法"以温通中下焦，该法主要由红参片、制附片、山茱萸、干姜、五味子等方药组成，同时送服安宫牛黄丸或苏合香丸以芳香辟秽，祛逐浊邪。所谓"阳不胜其阴，则五脏气争，九窍不通"。

至疾病恢复期，肺脾气虚或阴阳两虚，临床表现为气短，倦怠乏力，纳差呕恶，痞满，大便无力，便溏不爽，舌淡胖，苔白腻。当同样以扶阳四逆法补益先后天（藿香、陈皮、法半夏、茯苓、白术、党参、黄芪、砂仁、竹茹、焦山楂、制附片、生姜等），该法以香砂六君子汤健脾化湿、补肺益气，使后天之精充足，合用四逆汤补肾阳，肾阳足则肾精得化，因此两方合用则肺脾肾同补，气阴得复。

## （四）结语

疫病伤人，变证多端，然伤阳则一也。本次新型冠状病毒感染早期以寒湿伤阳为主，中期以湿热遏阳为主，其治法以通阳为原则，宣通中上二焦；后期及恢复期以阳气虚损为主，治法以温阳为原则，温通中下焦。其总体治疗思路是以扶阳为总纲，多遵六经辨证的旨意，三焦次第实也可循，要随证化裁，旨在恢复阳气的宣通或温补功能，我们按照这一治疗思路验之于临床疗效确切，故不必拘泥于温病抑或伤寒这一诊断耳！

## 七、扶阳次第治疗在其他疾病中的应用总结

随着老龄人群的日益增加，以及当代人生活方式的改变，肾阳虚衰的患者也随之增加，也使"阳虚阴实，阳虚为主"成为人体老化和许多急慢性疾病的主要病因病机。因此，阳气虚弱无力推动血液回流或阴实内盛，脏器与血管成形太过，出现硬化、斑块、管腔变窄，甚者闭塞不通，两者致气血回流受阻，气血亢盛于体表而体内气血不足，这就破坏阴阳本体结构，使阴阳偏离本位而出现不同程度的"内阴外阳"。基于中医异病同治原理，这些发病机制相似的病种均可用相同的治疗思路解决。这就为养生抗衰老及老年病的论治提供新的理论依据和研究新思路，为中医治疗和合理用药提出新途径和新方法。

## （一）冠心病的三焦次第疗法

近年来，中医学者对冠心病的病机认识已趋向统一，认

为阳虚为其根本，痰浊、水饮、血瘀为其标。《素问·调经论》曰："厥气上逆，寒气积于胸中而不泻，不泻则温气去，寒独留，则血凝泣，凝则脉不通。"又曰："血气者，喜温而恶寒，寒则泣不能流，温则消而去之。"简言之，"阴成形"是其病因病理，"阳化气"是其治则治法。根据扶阳学派相关理论，人体之中坎离二气为人身生命初始的根本，坎离之气相互作用，演变出中土之位，中土又可滋养万物，也可使坎离二气充盛。天地之阴阳在人体生命活动中的体现即为坎离中的元阴元阳，即心之阴与肾之阳。郑钦安指出，三焦是人体元气运行的重要通道，也是心阴与肾阳相交的通道，三焦之中有各自的阳气来维持各部的功能，三焦的阳气按照对应的部位可分为上、中、下三阳，而其中尤以下阳最为重要，是中阳与上阳的根源。同时强调，三焦虽然分上、中、下三部分，但又是连为一体的，是人体中"气"运行最重要的场所，三焦"乃人身最关要之府"，三焦之中"一气不舒，则三气不畅"，只要其中一焦出了问题，就会影响其他两焦的功能，最终导致三焦整体的功能失常。因此，使用扶阳法的时候要十分注重三焦的通畅，若一焦不畅，病情发展均可引起三焦不通，要注意疏通三焦。

使用扶阳法疏通三焦的顺序应该注意，不可急于一步到位。三焦上、中、下各部具有独立性，可次第治疗。因为阳气的运动方式为向上向外，所以使用扶阳法疏通三焦的顺序应是从上往下——若上焦不通则使用扶阳法温助阳气，会导致越来越多的阳气往上涌，但上焦郁闭，阳气则会郁于体内不得宣发，并且阳气在驱赶邪气之时无路可出，产生新的病变。因此，我们提出了先从上往下疏通三焦，再温助阳气的治疗原则，即分次第先以桂枝法疏通中上焦（桂枝尖、苍术、法半夏、陈皮、茯苓、南山楂、石菖蒲、薤白、瓜蒌壳、生姜、炙甘草等），再以四逆法疏通中下焦（白附片、干姜、白术、茯苓、砂仁、桂枝尖、淫羊藿、瓜蒌壳、丹参、炙甘草等），在三焦通畅以后，再进行固本培元、温阳填精（白附片、党参、黄芪、白术、砂仁、巴戟天、菟丝子、补骨脂、淫羊藿等）。

### （二）郁病的三焦次第疗法

基于扶阳理论，我们将郁证的病机归纳为"阳气亏虚致郁"和"阳气运行失常致郁"两方面。前者指阳气的虚衰，失于温煦，发为郁病；后者指因阳气亏虚，推动无力导致气、血、津液凝滞，三焦不通，进而致郁。并提出阳气不足是郁证发病的根本所在。所以注重宣通阳气、保持阳气的通畅，是治疗郁证的关键。当代伤寒学家李可认为，郁证的发病关键不在阳气本身的亏虚，而是阳气运行不畅所致，即阳不得升是导致抑郁发生的关键。简言之，即指人体阴重而郁阳，阳气不得向外升发而郁闭在内，加之现代人们嗜食生冷、熬夜晚睡、西药滥用等大环境改变，人体痰湿、阴寒之邪聚生，易胶滞阳气，故出现阳气郁闭之证，如情绪低落、郁郁寡欢等症状。

阳气以三焦为通路，并通达三焦输布全身，充沛五脏六腑，以推动各个器官组织的功能活动。若阳气虚衰，无力升发推动，则会导致气、血、津液郁滞不畅，三焦通路受阻，进一步诱发瘀血、痰饮等病理产物的形成。而三焦不通，本体之元阳无法向上向外升发，外浮之虚阳不能潜藏于下回归本位，久之则阳气进一步衰减，最终导致阴阳离决、精气乃亡。因此，在治疗郁证时，宜分清标本，勿犯虚虚实实之误，治法应以舌脉象为切入点，结合仲景六经辨证，攻补兼施，观其脉证，随证化裁。

由于阳气的异常包括阳气不足或阳气运行异常两个方面，所以调理阳气也相应有"补充阳气""恢复阳气的正常运行"两种手段，即"温阳"和"通阳"。那么从六经辨证来看，疾病初期，舌暗苔腻或瘀、脉浮紧，提示病在三阳，此时邪气仍在表或半表半里。若舌胖大苔嫩、脉沉细，提示病邪已入里，病在三阴，此时阳虚表现史加明显。扶阳理论认为，尤论三阳还是三阴病，首先以消除气、火、痰、湿、瘀等病理实邪为关键，予桂枝法加减，宣通人体上中二焦气机以治标，上焦得以清通，中焦运化恢复，则气机升降有序，阳气能够正常布运；中上二焦打开，再予四逆法加减，温补下焦元阳以治本，将阳气归根纳下、扶正固本，最终使阴阳平衡、各守其位，从而达到阴平阳秘的理想状态。简言之，运用次第疗法治疗郁证其根本原理在于：从"阳虚为本"论治，以阳气为总纲，遵循仲景六经辨证思路，先保持中上焦气机通畅，再温固下焦，恢复阳气的宣通或温补功能，让阳气升发有路，阴阳各复本位，最终实现"阴阳自和"的状态，则正气存内、邪不可干，人体自愈。

## （三）糖尿病肾病的三焦次第疗法

糖尿病肾病（diabetic nephropathy，DN）属"消渴－肾消"范畴，临床以腰膝酸软、疲乏无力、面足水肿、口干等为主症，中医病因病机主要有先天禀赋不足、脾肾虚损、气阴两亏、瘀血阻滞等学说。扶阳学派秉持人体内阳外阴之本体结构及治病力求阴阳和的思想，认为 DN 总的病机趋势是肾阳虚弱、火不暖土，先后天均失常，导致"内阳外阴"的本体结构不同程度偏离本位而出现里寒外热，最终形寒里寒等临床症状。其病理改变乃是阴成形太过而使人体组织、器官变异，即肾小球毛细血管基底膜增厚、肾小球硬化、高血脂等皆是人体内阳气化不足，阴寒凝滞所致。

　　基于上述理论的中医临证思路可从两个点把握：①气升不及：指阳气从本位往上往外的升发功能受阻，阴寒在表予桂枝法，在里予四逆法、乌梅丸，在半表半里予柴胡法，表里同病用麻附姜辛汤或桂附法。②气降不及：指阳气从本位往上往外升发太过，或阳气潜藏不利，火不归原，甚者阴盛格阳、阴阳离决，而有阳明经证者白虎汤，阳明腑证者大承气汤，阴盛格阳者四逆汤，火不归原者潜阳丹，亡阳者参附龙牡汤等设计格局。DN 总的治则应是温化内寒，健运脾土，使阳气能正常收藏，气机升降有序，以恢复"内阳外阴""阴平阳秘""阴阳和"的状态。患者年老久病，多有肾内阳气虚损，气升不及，故卫表无升腾上来的阳气固护，易感外寒，相对过盛之阴与寒凝由表及里；阴者沉降、寒性收引又加重内阳的郁阻；气机升降失常，清气不升，浊气难降或气化失司，故神疲乏力、恶心呕吐、面足水肿、尿浊等；另有本位内里之阳空虚，浮在外上之阳潜藏不利，呈虚性亢奋状态或怕热汗出而纳呆、便溏，或头晕面红而舌淡、脉紧重按空虚无力也。临床治法可分为三步：先治其标——桂枝法以助气升不及者；后治其本或标本兼治——桂附法以助通表里之阴阳；再健脾益气，补肾填精——附子理中丸、肾气丸等助阳潜藏以固护内阳外阴本体结构是也。

### （四）老年复发性口腔溃疡的三焦次第疗法

我们认为，老年复发性口腔溃疡病机属本虚标实，本虚以阳虚为主，标实以湿热、痰浊、寒湿为主。老年人阳气虚损，阴寒相对过盛，阴邪侵犯阳位，使原本的"内阳外阴"结构变为"内阴外阳"，临床表现为"上热下寒，里寒外热"。故扶阳补虚是其治疗法则，在扶正的过程中或清热，或利湿，或散寒祛湿，以恢复阴平阳秘的状态。治疗时根据不同阶段患者的不同症状分别选用桂枝汤、潜阳封髓丹、补益汤加减，疗效较好。

第一阶段，患者口腔溃疡发作疼痛，溃疡颜色偏淡不红，稍怕冷，恶风寒，汗少，或纳呆，脉紧或弦滑，舌苔白腻而厚，治以桂枝汤加减（桂枝尖、苍术、法半夏、陈皮、茯苓、木蝴蝶、知母、南山楂、炙甘草、生姜等）。根据患者病情不同随症加减：舌苔厚腻、纳差、食欲不振者，加砂仁、白蔻仁或藿香温胃化湿、醒脾开胃；睡眠欠佳者，加朱茯神镇静安神；气虚乏力明显者，加党参、黄芪补气；口干、口臭明显者，加天花粉、生石膏清热泻火。第二阶段，患者舌苔由白腻而厚变为薄白，脉象稍和缓，汗出较前增多，胃纳较前改善，但仍有口腔溃疡、疼痛，口干、口苦，口气稍重，睡眠不佳，烦躁，治以潜阳封髓丹加减（白附片、砂仁、知母、黄柏、淫羊藿、龟甲、炙甘草等）。第三阶段，患者口腔溃疡基本缓解，无头痛头晕，无恶寒恶风，汗出正常，纳寐佳，二便调，治以补益汤加减（党参、黄芪、白术、茯苓、当归、菟丝子、淫羊藿、巴戟天、升麻、陈皮、炙甘草等）。中医辨证论治的目的最终要落实在先天真气的保存上，而先天真气的保存，又需维持中土脾胃的后天立极之功，补益汤即具此意。

### （五）基于扶阳思想探讨慢加急性肝衰竭病机及治法

慢加急性肝衰竭（acute-on-chronic liver failure，ACLF）是指在慢性肝病的基础上，出现急性肝功能失代偿的临床表现。我们研究发现，ACLF 多存在一个共性，即阴成形太过，阳化气不足。慢性肝病是 ACLF 发病的基础，其虚的本质一直贯穿发病始终，尤以阳虚为本，毒邪为因。阳虚则寒，体内阴寒太盛，阴阳之体用关系出现异常：在内则成形太过，化气不足，肝内结构改变，质地变硬；在外则虚火外延，胆汁不循常道外溢肌肤。因此，本病的治疗应以扶阳为主，收敛在外之浮阳，温煦在里之阴寒，同时在扶阳过程中应当遵循急则治其标、缓则治其本的原则，对于急性发病过程中出现的热证、瘀证、湿证，先予清通、疏通、宣通，待标证一除，着重恢复中焦运转之机，而后再予温扶下焦元阳，使异常的"内阴外阳"结构恢复至"内阳外阴"结构，从而使得阴阳调和，促进疾病向愈。

因此，ACLF 的中医治疗应以扶阳为主，在扶阳的基础上或凉血解毒、利湿退黄，或活血化瘀、通腑泻浊。然"病有标本，刺有逆从"，在治疗过程中，准确处理好阳气虚衰（此阳气虚衰指的是元阳虚衰，即坎中一阳的虚衰，具体到后天脏腑即脾肾之阳）与湿、热、毒、瘀、痰的标本关系，必须以消除湿、热、毒、瘀、痰诸邪为首务，而后调和阴阳，使阳气固密，如此则太阴土之阳化源充足，阳健则湿去，人体"内阳外阴"的本体结构得以恢复，疾病向愈。具体而言，ACLF的治疗应遵循"次第治疗"原则：初期宜清通上焦阳明郁热，予桂枝法，方选桂枝二陈汤合茵陈蒿汤加减，使邪有出路；中期宜疏通中焦脾胃，予培土法，方选黄芪建中汤加减，以恢复中焦枢转之机；后期宜温扶下焦元阳，予四逆法，方选茵陈四逆汤加减，以补充坎中元阳，最终实现三焦阴阳自和的状态。

## （六）基于扶阳思想探讨干燥综合征病机及治法

基于扶阳思想指导，我们认为干燥综合征（sjogren syndrome，SS）乃阳虚生津乏源或温煦推动无力失用所致，其基本病机是由于阴阳体用失调所致阴阳离位。燥是主要起病之因，病性多属本虚标实，本虚多为阳虚，标为燥邪。上焦气机运行受阻及中焦升降失职，以致中上焦失于濡养，中下焦脾肾阳气不足，不能温煦推动化生津液乃发为SS。在治疗上，不离扶助人体"坎中之阳"，亦不离上中下焦"次第治疗"关系，展现了次第治疗的优势，以宣通和温补为准则，主要包含桂枝法和四逆法。

本病初期首要以宣通上焦、恢复肺脏输布津液功能为主，故治疗上应以宣通肺气、升清降浊为法，促进阴阳二气升降出入的恢复，升清降浊，达到阴阳平衡，治以桂枝法加减。中期脾失健运或心脾阳气不足则生化乏源，发为SS，病位为脾胃。脾气运化，化生水谷精微，则全身肌肤得以濡养。此期应治以补中益气汤合四逆汤加减。SS后期，临床主要表现为口干、眼干、皮肤皲裂。肾者主水，肾为先天之本，若肾中元阴元阳失衡，阴阳离位，以致元阳不振，温煦推动津液无力，因此后期重在补益肾中元阳，恢复化阴功能，治疗上以培本填精、温补肾阳为准则，治以四逆法合培土填精法。

# 第三节　温阳法在内科疾病中的运用

温阳法，也称温法，是通过温热药，补益、扶助、振奋、温通人体阳气，从而消除阳气虚损、阴寒邪盛所致疾病的治疗方法。温阳法适用于阳气衰微证，主要是心脾肾阳气衰微之证，此类病证多属阴属寒属虚，共同特征为形寒畏冷，舌淡苔白，脉沉缓无力。随着扶阳学派的复兴，温阳一法越来越受到医者的重视。

## 一、温补肺肾法治疗血管性痴呆的理论基础

血管性痴呆（vascular dementia，VD）的发生与五脏关系密切，关于从心、肝、脾、肾、肺治疗 VD 均有专门论述，但鲜有从肺和肾论治者。我们认为，肾阳虚、肺虚失宣降是 VD 产生的重要病机，治疗应以温补肾阳为主，固护阳气，温补肺肾法或可为治疗本病拓宽新思路提供有力的理论依据。

### （一）从肺肾论治 VD 的理论基础

《医理真传》曰："可知阳者阴之主也，阳气流通，阴气无滞。"反之，阳气不足，稍有阻滞，则百病丛生。《素问·四时刺逆从论》曰："冬刺肌肉，阳气竭绝，令人善忘。"以上认为

阳气不足也可导致善忘。肾阳为一身阳气之所主，肾阳充沛，精气化生充足，五脏所主安和，神机健旺。《内经精义》载："事物所以不忘，赖此记性，记在何处，则在肾经。益肾生精化为髓，而藏于脑。"《医学心悟》载："肾主智，肾虚则智不足。"肾为先天之本，通脑，主骨，生髓，有充养骨骼、滋生脑髓的作用。若肾精充足，则髓旺脑充，神机聪灵，思维记忆认知等功能才能正常发挥。若肾精亏虚，濡养不利，则元神失聪，表现为痴呆的症状。由此可见，脑髓的充盈有赖于肾精的充盛。肾藏精，为五脏之本、生命之源，内寓真阴真阳，是一身阴阳之根本。而肾阳为全身阳气之根本，能温煦和推动五脏六腑功能，促进精、气、血、津液的化生及运行。肾阳蒸化肾阴产生肾气，肾之精气上达化髓充脑。若肾阳虚衰，温煦及推动功能减退，肾之精气未能到达脑髓，清窍失养，乃成呆病。故补肾温阳是治疗 VD 的关键。

肺主肃降，通调水道，肺之宣肃失调则水液代谢失常，水湿停聚而为痰饮。陈士铎云："积于胸中，盘踞于心外，使神明不清而成呆病矣。"肺为华盖，主气，主宣发肃降。肺气旺盛，宣发肃降有度，人体气机升降有序，脏腑调和。如肺气虚弱，调节气机功能失调，则会对人体造成很大影响。《灵枢·天年》载："肺气衰，魄离，故言善误。"而"言善误"正是VD 的症状之一，此为肺气虚、脑海失养所致。肺主气，司呼吸，若肺的呼吸功能减退，吸入清气不足，则气的化生乏源，以致气虚不能充养脑髓，可致痴呆。宗气由肺吸入之清气和水谷精气相结合而成，可贯心脉，助血气上达脑而荣神，若肺气虚，无法助心行血，以致脑失所养发为痴呆。肺主一身之气，所以说"诸气者，皆属于肺""肺者，气之本"。因此，肺气充盛是肺发挥正常生理功能的必要条件。

《素问·痿论》载："肺者，脏之长也。"肺处于五脏之最高处，与外界相通，主要起"水精四布，五经并行"之功。肾主蛰伏，处于下焦，主水，有藏精、纳气的功能。阳主动，是人体运行的保证。而肾主温煦，有温阳化气之用。肺处于水之上源，肾处于下焦，阳气是气机周流的动力，调则生化有序，脏腑脑络得到濡养，自然神清。关于肺与肾及阳气间的关系有很多经典的论述，肾封藏必须以肺的收为前提，藏实际是收的延续。若肺虚宣降失司，则肾封藏之功难以保障，故肺与肾为母子相生关系理属自然。《难经·三十六难》载："命门者……原气之别使也。"《难经·三十九难》曰："命门者……其气与肾通。"人身阳气，命门之火，亦称原气、元阳、元气，龙雷之火，是人体最原始、最基本的气。它由先天之精所化，而先天之精藏于肾，是构成肾精的主要物质。肾精是元气发生作用的物质基础。而肺的肃降功能可将吸入的自然界清气与谷气融合以资元气，元阳得以充盛，脑髓得以充养，则神机聪灵。肺散精不利，或者肾藏精不利，两者生化没有保障，即精气无法上承于脑可致 VD。肺司宣发肃降，所赖卫气耳。《灵枢·营卫生会》载："营出中焦，卫出下焦。"营卫之气皆由水谷精微所化，只有通过肺之宣发布散，水谷精微才能上输头面诸窍，外达全身皮毛肌腠，发挥卫外之功。而肾阳为诸阳之源，卫气只有得其资助，才能发挥其卫外、温煦的功能。因此，肺与肾及阳气有着密不可分的联系，故治疗 VD 需从肾着手并兼顾治肺。

## （二）温补肺肾法治疗 VD 的原则与方法

从精气学说来看，肾之"藏"是以肺之"收"为前提的。前文已论述肺、肾所主的周流气化密切相关，正如黄元御《素灵微蕴·耳聋解》所言："肾主髓。"《灵枢·决气》曰："谷入气满，淖泽注于骨……补益脑髓。"可见，肺肾对于参与人体精气化生关系密切，因此在治疗上主要从两脏入手，五脏兼顾。其主要方式是增强"精化气，气归精"的功能。精化气的实质是体内阴精通过肾阳的温暖、蒸腾后化为气上行外出滋养身体组织，包括大脑。而气归精是指在上之气，通过肺的肃降功能，散布下归于肾脏。整个精气循环周流顺畅，自然脑有所养。因此，保证肺与肾的功能正常是治疗痴呆的首要条件，所以需温补肾阳进而补益肺阳，使两脏阳气充足，在下能温暖蒸腾，在上能兴云散精，两脏调度有序，气化顺畅，痴呆自然可治愈。

肺与肾之阳气都与 VD 密不可分，正如《难经·二十八难》所述："督脉者……起于下极之俞，并于脊里，上至风府，入属于脑。"《灵枢·营气》指出督脉"下注肺中，复出太阴"。由此可知，督脉将肺、脑、肾三者有机联系起来，成为广义上的脑，共同发挥元神之府的功效。故在治疗 VD 上应将治肾与治肺相结合。按金生水的规律，肺为母脏，肾为子脏，金为水之母。在生理上，肺阴充足，下输于肾，可以滋养肾阴，肾阴为诸阴之本，亦可上滋肺，使肺阴充足，所谓"金生水，水润金"。同时，人体阳气（肾阳）旺盛，能够保障生化蒸腾津液上行滋润华盖之府，如此反复，使金水相生源源不断，人体生化收藏有度，自然疾病可治愈。因此，治疗 VD 首先应温补肾阳以固护阳气，使脑髓充养，神机聪灵。通过温补肾阳之气，增益生命之源，只有当阳气致密，无所妄耗，方能固生命之本。此外，腑滞浊留是 VD 发病不可忽视的因素，肺与大肠相表里，故还应佐以宣肺降浊之品，通调大肠。因此，保持大肠通畅是治疗 VD 的一个重要而有效的辅助方法，治疗 VD 应以温补肺肾为主，佐以宣肺降浊。

在此理论和原则的基础上，我们创制了温肺降浊方，主要由附子、党参、干姜、三七、酒大黄、炙甘草六味中药组成。纵观全方，附子与党参合用，温阳化气，既补益脾肺，又资肺卫宣发之源，且温而不燥；干姜助守附子温阳，滋肺生精；三七活血化瘀，亦有补益之功；酒大黄泻下降浊，荡涤肠胃，活血解毒；炙甘草补中缓急，调和药性。诸药合用，有温有补，有走有守，有升有降，各有兼顾。因此，采用本方治疗 VD 能取得满意的效果。

## 二、温阳益气法治疗慢性心力衰竭的临床经验

我们认为，慢性心力衰竭（chronic heart failure，CHF）的病机以心肾阳虚为主，其发病机制主要责之于人体阳气亏虚，温运失职，以致痰浊、瘀血、水饮等阴实的产生，阴阳失衡，病位在心肾，证属本虚标实。

### （一）三阴病及 CHF 元阳亏损的相关性

中医学认为，CHF 发病的根本在于心气亏虚，"虚""瘀""水"乃心衰病机的总括，治以益气、活血、利水为法。在扶

阳思想及人体阴阳本体结构理论指导下，我们认为 CHF 发病的根本在于元阳亏虚，先天肾阳不足，无力资助心阳，最终形成心肾阳虚之证。《伤寒论》所述之六经病，即人体一阴一阳在阴阳本位范围内的六种时区所呈现的六种相异的气化形式，六经的原理乃阴阳始终处于相交并且运动保持一致性。《灵枢·岁露论》曰："人与天地相参也，与日月相应也。"即人与天地相参相应的前提为天地阴阳之间处于相参相应的状态。"阳化气，阴成形"，CHF 则是人体处于三阴病阶段，阴气过剩，阳气受损，阴袭阳位，阳气功能失职，推动无力，血运受阻，形成阴阳偏离本位的内阴外阳的格局，阳气虚浮在外，偏离自身本位，阴阳两者失于交感，此时，治疗的关键在于如何温散在内的阴寒，使离位之阳气回归本位，阴阳再次处于交感的状态，则可扭转元阳亏虚的局面。正如《伤寒论》第 277 条所言："自利不渴者，属太阴，以其脏有寒故也。当温之，宜服四逆辈。"

## （二）CHF 基于三焦次第的治疗思路

《素问·阴阳应象大论》曰："故邪风之至，疾如风雨，故善治者治皮毛，其次治肌肤，其次治筋脉，其次治六腑，其次治五脏，治五脏者，半生半死也。故天之邪气，感则害人五脏；水谷之寒热，感则害于六腑；地之湿气，感则害皮肉筋脉。"疾病的发生发展即病机的演变过程，由表及里，由浅入深，由轻到重，是循序渐进的过程，治疗的同时也应遵循三焦次第治疗的原则，先宣通中上焦，使邪有出路，继而固本培元，恢复坎中一阳，使元阳充足，如此，上中下三焦运行畅通，人体即可恢复内阳外阴的正常结构。因此，基于扶阳思想指导下的附桂苓夏汤即结合次第治疗顺序所组方（白附片、桂枝尖、茯苓、法半夏、瓜蒌皮、白术、南山楂、薤白、淫羊藿、生姜、炙甘草），在恢复中上焦脾胃运化，使中焦气机升降功能恢复正常的同时，兼顾下焦肾中元阳，治以温固，从而达到培固后天肾中元阳之效，改善 CHF 患者（心肾阳虚证）的临床症状及体征。其组方思路为宣发疏通中上焦之际，兼以温固下焦元阳，恢复 CHF 患者的阳气，从而使阳气温煦推动功能恢复正常，以心主血脉功能正常，使血脉畅通无阻，终以使离位之阴阳各归其本位，进而恢复内阳外阴的基本结构。方内含桂枝汤、四逆汤之意，具有温通中上焦、培固下焦元阳之效，功善健脾温肾，鼓荡肾中元阳，大温肾水，如此，可化精为气，使大气布满廓廓，阳气得布，气升于中，五脏得之滋养，以消水饮、痰浊、瘀血之阴翳，故可以明显改善患者临床症状。

### 三、温阳法治疗原发性肝癌肝动脉化疗栓塞术后思路

原发性肝癌，简称肝癌（primary liver cancer），起病隐匿，患者初诊时常为中晚期，故多数失去了手术治疗机会。肝动脉化疗栓塞术（TACE）是针对不能手术的中晚期肝癌首选的姑息治疗方法。但 TACE 术后肿瘤难以完全坏死，且易复发和转移。我们认为，本病基本病机为阳虚为本，诸痰瘀浊邪为标，从而为该病的防治提供新的思路。

## （一）肝癌的发病以阳虚为本

从阴阳本体结构来看，肿瘤的产生归根结底是阴阳在运动过程偏离正常的结构范围所致，甚至由"内阳外阴"出现不同程度的"内阴外阳"的情况。原发性肝癌发生为阳虚阴盛所致，阳气虚衰，升发无力，不能有效制约阴气，故阴气向下向内的运动超过本位范围，发展为致病邪气，进而占据阳的本位，寒盛于下致阳气失于纳藏而虚浮于上，则阳气更虚。阳气虚衰，气化功能失司，气血津液失运，阳气失于升发温煦则阴气更盛，如此则恶性循环，故终致瘀血、痰浊、水饮等有形实邪的形成和堆积，聚于肝而发为肝癌，故可见肝区肿块坚而不移，诸邪阻滞不通而致胁下疼痛、腹胀，故温扶阳气，维护"坎中一阳"是治疗的根本大法。"坎中一阳"即肾中元阳，元阳不足，则五脏失于温煦，火不暖土，致脾虚不运。肝肾同源，母病及子，加之阳虚失于推动、升发，故肝之疏泄失职，易出现肝郁脾虚之证。因此，在治疗中，以温扶阳气为主，尚需加入疏肝健脾理气之药。

脾胃为气机升降之枢纽，脾为储痰之器。脾虚失运，则胃之和降失司，致水谷不化，则痰湿之邪内生，日久则气滞痰浊、湿邪瘀毒蕴结，治宜兼予理气活血、利湿化痰之药。阳虚失于温煦，"阴成形"之有形实邪蕴积于内，侵犯阳位，一则在一定程度上可致阳气郁在里失于升发而致郁热；二则阴占阳位，在上之阳气失于纳藏，虚浮于上，皆可出现一定的热象，此时在温通的同时应稍佐清热之药，如热盛有伤津之象，可酌情补以生津之品，切不可认为该肿瘤即为热毒所致而误投大队清热解毒之品。郑钦安认为"元阳为本，诸阴阳为标，能知诸阴阳皆为元阳所化""凡治一切阴虚、阳虚，务在中宫上用力"，说明元阳（先天真气）运化中土脾胃而化生营血津液、水谷精气（后天阴阳），故阴的多少归根结底取决于阳的多少。中医学认为，肝动脉化疗栓塞术所用的化疗药物归于"热毒"范畴。在其"本位"上的阳可化生后天之阴，而偏离"本位"的阳则为阳邪，反致伤阴耗液。该"热毒"为非本位上阳气形成之阳邪，不但伤阴，而且"壮火食气"，然气属阳，故可进一步损耗元阳。因此，肝癌 TACE 术后的治疗更应注重温扶阳气。

## （二）基于扶阳思想认识肝癌的病机及治法

我们认为，不论是肝郁脾虚、湿热蕴结、痰瘀内阻之证，抑或呈现明显的伤阴耗液之热象，归根结底是元阳不足所致。由此，我们推演出原发性肝癌的基本病机为"阳虚为本，诸痰瘀浊邪为标"。其根本治法在于温扶阳气，阳气充盛则可温散阴寒之邪，并使虚浮于上、外之阳气潜藏纳下。并在温扶阳气的同时，根据实际情况兼予活血祛瘀化痰、理气祛湿、清热等治标之品，使邪有出路，道路通畅，则阴阳归位有权，阴降阳升之"用"得以恢复正常，最终达到"阴平阳秘"的状态。如此可使阴阳开阖升降如常，从而使人体阴阳变化与天地阴阳变化相顺从，进而使人体进入"道法自然"的状态，终能启动人体自愈机制，进入康复或健康的状态，故能得以有效稳定甚至缩小肿瘤病灶，改善患者生活质量，延长生存期。我们根据临证经验创制扶阳益肝汤（由白附片、干姜、桂枝尖、苍术、青皮、法半夏、茯苓、郁金、延胡索、丹参、生牡蛎、炙甘草等组成），对治疗肾阳亏虚证之原发性肝癌大有裨益，尤其对于TACE 的干预疗效尤为显著。

## 四、温阳复元法治疗中风的理论探源

我们提出中风病以"阳虚为本，络病为标"的理论，将重阳思想及治病求本的理念贯穿其中，从病因病机、治则治法、遣方用药等方面探讨温阳复元法治疗中风病的理论依据，旨在为温阳复元方更好地临床推广与应用提供可借鉴的理论指导。

### （一）中风病本虚标实之病因

《医林改错》言："半身不遂，亏损元气，是其本源。"此指出中风的发病之本为元阳虚衰。扶阳学派传承人胡跃强对该病有独到的见解，认为元阳虚衰为中风的发病之本，由人体诸阳亏虚逐渐发展而致，并将诸阳亏虚之因进行总结与归纳，认为其与年龄增长、久病迁延、作息紊乱、饮食不节、情志内伤等因素密切相关。

明代李东垣《医学发明》云："凡人年逾四旬，多有此疾。"《医林改错》指出："人过半百元气已虚，气虚无力推动血行，使之瘀血偏滞于体，乃罹患偏瘫。"孙思邈《备急千金要方》谓："人五十以上，阳气日衰，损与日至。"《灵枢·天年》中记载："四十岁，五脏六腑十二经脉，皆大盛以平定，腠理始疏，荣华颓落。"由此可知，人至中年后，人体阳气呈衰减趋势，罹患中风的概率增大。久病迁延不愈，客邪久留，阳气与之抗争，日久则耗损，甚者久卧在床。《素问·宣明五气》言："久卧伤气。"气属阳，气虚之渐为阳虚，长而久之，体内阳气亦逐渐衰微。在现代社会中，人们的工作和生活节奏加快，作息不规律，《素问》载"阳气者，烦劳则张""劳则气耗"，说明过度烦劳，阳气张而不弛，无以潜藏内敛，势必影响其生长与化收。夜半子时为阴阳大会、水火交泰之际，此时阴气最重，阳气初生而弱小，需保护其初生之势，若晚睡或熬夜，必将耗气伤阳，使人体阳气亏虚。《素问·上古天真论》中强调"形与神俱"，需注重"饮食有节"。脾胃为后天之本，若摄食不足，则气血生化乏源，脏腑组织失养，功能活动衰退，正如《灵枢·五味》所说："谷不入，半日则气衰，一日则气少矣。"《灵枢·师传》载："食饮者，热无灼灼，寒无沧沧。寒温中适，故气将持，乃不致邪僻也。"而现代人却忽视饮食的规律性，或不及时就餐，或有意节食，或贪吃生冷、寒凉之品，日久损伤脾胃之阳。随着社会竞争的加剧，人们常面临巨大的生活、学习和工作压力，导致精神紧张，长此以往，耗气伤神，积因损正。《医经溯洄集》云："凡人年逾四旬气衰之际，或因忧、喜、忿怒伤其气者，多有此疾。"元阳虚衰，无以温煦，血遇寒则凝，形成血瘀。《张氏医通》载："唯是元阳亏损，神机耗败，则水中无气，而津凝血败，皆化为痰耳。"由此可知，元阳虚衰，运化水湿无权，聚而生痰，痰阻脉道，血行迟滞，聚而成瘀，痰瘀互结。

## （二）温阳复元之治则的确立

《医法圆通》载："凡得此疾，必其人内本先虚，一切外邪始能由外入内，一切内邪始能由内出外，闭塞脏腑经络气机。"并认为真气衰于何部，内邪外邪即在此处窃发，治之但扶其真元，内外两邪皆能绝灭。结合上述扶阳学派的观点，对中风的干预即设法使发生不同程度的"逆"阳或阴回归各自本位，从而使气血通调，疾病痊愈。故中风的总体治疗原则为扶正祛邪，根据其核心病机，则需温化内阴，勿使其成形太过，使格拒而离位上浮的阳气归元。胡跃强结合历代医家论述及多年的临床经验，创立了温阳益气、化痰通络的具体治法，简称为温阳复元法，并优化、精选用药，组成了温阳复元方（白附片、黄芪、党参、桂枝尖、淫羊藿、石菖蒲、三七等），以助正气复而虚邪得去，总以阴平阳秘、邪去正安为期。

# 第三章

## 扶阳思想指导下的临床经验和
## 疗效总结

扶阳思想指导下的疗法在中医领域中应用得越来越广泛，它通过调理人体阳气，调整气血的运行，达到疾病治疗和健康养生的目的。经过多年的研究，我们已经在临床实践中证明了其作用和功效，在脑病、心病、肝病等领域均取得了满意的疗效。

## 第一节　扶阳治法在脑病中的疗效总结

脑病的发生多责之于邪毒、阳亢、痰浊和血瘀等，皆因阳气虚损，鼓动无力，不能抵抗外邪，亦无力祛邪外出所致。我们应用扶阳法，或温补元阳，或宣通阳气，将人体异常的阴阳本体结构调整过来，俟阳气充实，则痰浊得以温化，血瘀得以温通；而阳气充沛，外邪不可干；髓海充盈，不易变生他病。

### 一、三焦次第疗法治疗急性脑梗死的临床研究

我们在多年临床经验的基础上，结合扶阳学说，创"三焦次第疗法"，即先以桂枝法（桂枝汤加减）清通上焦，兼活血、化痰、开窍、通脉，切不可以补为主；次以四逆法（四逆

汤加减）疏通中焦脾胃，再以填精固本法（附子汤加减）温固下焦善后，以温阳为法，疏通三焦，辨病与辨证结合治疗脑梗死，完成了系列临床随机对照试验，收到了较好的临床疗效。现总结如下。

## （一）次第疗法治疗急性脑梗死的多中心、随机、对照临床研究

### 1. 研究目的

评价"三焦次第疗法"治疗急性脑梗死的临床疗效及对S100-β 蛋白（S100-β）、肿瘤坏死因子 –α（TNF-α）、超敏 C 反应蛋白（hs-CRP）和神经肽 Y（NPY）的影响。

### 2. 方法

将三家医院 2018 年 1 月至 2019 年 5 月收集的 180 例患者随机按数字表法分为对照组和观察组各 90 例。对照组口服阿司匹林肠溶片，每次 100mg，每日 1 次；依达拉奉注射液，每次 30mg，30 分钟内滴完，每日 2 次，连续 14 日；口服辛伐他汀片，每次 20mg，每日 1 次。观察组西医治疗同对照组，并采用"三焦次第疗法"。第一步，采用以桂枝法（桂枝尖 15g，苍术 15g，净山楂 20g，茯苓 15g，陈皮 15g，法半夏 20g，三七 15g，丹参 30g，炙甘草 5g，生姜 10g）为主疏通中上焦，每日 1 剂，共 8 日；第二步，以四逆法（白附片 45g[先煎 2 小时]，淫羊藿 15g，丹参 30g，砂仁 15g，生龙骨 30g，生牡蛎 30g，龟甲 15g，炙甘草 5g）温通中下焦，每日 1 剂，共 10 日；第三步，填精固本法（白附片 60g[先煎 2 小时]，党参片 30g，淫羊藿 15g，黄芪 30g，菟丝子 15g，巴戟天 15g，干

姜 40g，炙甘草 5g），每日 1 剂，共 10 日。两组疗程均治疗 4
周。进行美国国立卫生院神经功能缺损（NIHSS）评分，于治
疗前、治疗后 1、2、3、4 周进行评价；评价治疗前后四肢简
化 Fugl-Meyer 功能量表（FMA）、日常生活活动能力（ADL）、
简易精神状态量表（MMSE）和中医主要症状评分；进行治疗
前后中风患者报告的临床结局（PRO）的综合评估；检测治疗
前后 S100-β、hs-CRP、TNF-α 和 NPY 水平；记录住院期
间肺部感染、尿路感染、骨骼肌痛、肩手综合征、肩关节半脱
位等并发症的发生率。

### 3. 结果

观察组临床疗效优于对照组（Z=2.141，$P < 0.05$）；观
察组在治疗后 1、2、3、4 周 NIHSS 评分均低于同期对照组
（$P < 0.01$）；观察组患者 FMA 量表上、下肢评分和总分均
高于对照组（$P < 0.01$）；观察组患者中医主要症状评分低
于对照组（$P < 0.01$），ADL 和 MMSE 评分均高于对照组
（$P < 0.01$）；观察组症状、心理和社会评分及 PRO 总分均
低于对照组（$P < 0.01$）；观察组血清 S100-β、hs-CRP、
TNF-α 和 NPY 水平均低于对照组（$P < 0.01$）；观察组并发
症总发生率为 27.27%（21/77），低于对照组的 46.15%（36/78）
（$\chi^2$=5.941，$P < 0.05$）。

### 4. 结论

在常规西医治疗的基础上，采用"三焦次第疗法"治疗急
性脑梗死患者，能改善神经功能缺损程度，提高认知功能、四
肢运动功能和日常生活活动能力，减轻症状，降低并发症的发
生率，并能减轻炎症反应，保护神经细胞，临床疗效均优于单

纯的西医治疗。

## （二）次第疗法治疗急性脑梗死的临床疗效观察

### 1. 研究目的

观察扶阳三焦次第疗法治疗脑梗死的临床疗效。

### 2. 方法

收集 2 家医院（广西中医药大学第一附属医院和广西医科大学第一附属医院）2019 年 9 月至 2021 年 3 月就诊的急性脑梗死患者 60 例，随机分为治疗组和对照组，每组各 30 例。对照组给予常规西医治疗，治疗组在常规西医治疗基础上联合中药内服治疗，首先以"桂枝法"（桂枝尖 15g，南山楂 20g，苍术 15g，茯苓 15g，法半夏 20g，陈皮 15g，三七 15g，丹参 30g，炙甘草 6g，生姜 10g）宣通中上焦。连服 14 剂。之后以"四逆法"（白附片 45g先煎2小时，淫羊藿 15g，丹参 30g，生牡蛎 30g，砂仁 15g，龟甲 15g，生龙骨 30g，炙甘草 6g）温通中下焦。连服 14 剂。共治疗 1 个疗程（28 日）后，比较两组治疗前后的总有效率、中医证候评分、日常生活活动能力评分、简化 Fugl-Meyer 运动功能评分、美国国立卫生院神经功能缺损评分及血清同型半胱氨酸水平。

### 3. 结果

治疗组有效率优于对照组，差异有统计学意义（$P < 0.05$）。治疗后，2 组患者的神经功能评分、中医证候评分和血清同型半胱氨酸水平均低于治疗前，且治疗组显著低于对照组（$P < 0.05$）；治疗后，2 组患者的日常生活活动能力评分和运动功能评分均高于治疗前，且治疗组显著高于对照组

（$P < 0.05$）。

**4. 结论**

扶阳三焦次第疗法治疗急性脑梗死能明显改善患者的临床症状，其机制可能与降低血清同型半胱氨酸水平有关。

## （三）基于蛋白质组学的加味四逆汤治疗缺血性中风恢复期阳虚证的临床研究

**1. 研究目的**

观察加味四逆汤（白附片 60g^先煎2小时，干姜 40g，淫羊藿 15g，川芎 15g，炙甘草 10g）治疗缺血性中风（IS）恢复期阳虚证患者的临床疗效，并对患者血浆行蛋白质组学分析，以期为本方进一步应用于 IS 恢复期提供依据。

**2. 方法**

纳入 2020 年 3 月至 2021 年 1 月在广西中医药大学第一附属医院住院和门诊就诊的 IS 恢复期阳虚证患者 60 例，采用随机数字表法随机分为治疗组和对照组，每组 30 例。对照组采用西医常规基础治疗，治疗组在对照组基础上加用加味四逆汤，两组均以 4 周为 1 个疗程。疗程结束后比较两组患者临床综合疗效、中医证候积分改善情况、简式 Fugl-Meyer（FMA）运动功能评分、日常生活活动能力评分（ADL），并根据相关监测指标进行安全性分析，同时实验室随机选取治疗组和对照组各 5 例采用 DIA 相对定量法测定血浆调节蛋白出现的变化差异。

**3. 结果**

①临床综合疗效：治疗组总有效率为 83.3%，对照组总有

效率为 73.3%（$P < 0.05$），说明治疗组总有效率优于对照组。②中医证候积分比较：治疗后两组患者中医证候积分均较前有所下降，且治疗组下降更明显（$P < 0.05$）。③简式 FMA 运动功能评分比较：治疗后，两组患者简式 FMA 运动功能评分改善情况均有提高，且治疗组提高更明显（$P < 0.05$）。④日常生活活动能力评分（ADL）比较：两组治疗后均能改善缺血性中风患者的 ADL 评分（$P < 0.05$），且治疗组优于对照组（$P < 0.05$）。⑤临床不良反应：使用加味四逆汤治疗过程中，未见严重不良事件发生，安全性良好。⑥ DIA 相对定量蛋白质组学分析：两组共筛选出 9 个差异表达蛋白，其中包含 4 个上调蛋白（LV545、POSTIN、C1RL、FHR4）和 5 个下调蛋白（PXDC2、CD44、A7、MF2L-2、HV316）。这些蛋白功能主要与神经保护、抑制炎性因子表达等有关。KEGG 通路富集通路分析提示，所有已鉴定出的蛋白和紧密连接（tight junction）、磷酸戊糖通路（pentose phosphate pathway）、甲烷代谢（methane metabolism）、轴突导向（axon guidance）、氨基酸的生物合成（biosynthesis of amino acids）等通路密切相关。

**4. 结论**

加味四逆汤治疗 IS 临床疗效显著，其作用机制可能与其调控 POSTN、CD44、FA7 等多个蛋白有关，并可能通过参与紧密连接、磷酸戊糖通路等信号通路从而起到抗炎、抗氧化及神经保护等作用。

## （四）温阳复元方治疗缺血性脑卒中恢复期阳虚证患者的临床疗效及其机制

### 1. 研究目的

观察温阳复元方（白附片 30g，桂枝尖 15g，黄芪 30g，党参 30g，石菖蒲 20g，淫羊藿 15g，三七 15g）治疗缺血性脑卒中恢复期患者的临床综合疗效及其对血清 S-100B 蛋白、血清超敏 C- 反应蛋白（hs-CRP）和血浆神经肽 Y（NPY）表达水平的影响。

### 2. 方法

采用多中心、随机对照的原则，将广西 3 家医院（广西中医药大学第一附属医院、广西中医药大学附属瑞康医院及南宁市中医医院）入选的 230 例缺血性脑卒中恢复期患者分为治疗组（温阳复元方 + 西医常规治疗）和对照组（补阳还五汤 + 西医常规治疗），每组 115 例。治疗 4 周后，观察两组临床综合疗效及治疗前后两组血清 S-100B、hs-CRP 和血浆 NPY 的表达水平。

### 3. 结果

治疗组临床疗效总有效率（90.8%）明显高于对照组（76.4%）（$P < 0.05$），与脑损伤密切相关的血清 S-100B、hs-CRP 和血浆 NPY 表达水平下降程度明显大于对照组（$P < 0.05$）。

### 4. 结论

温阳复元方可以明显改善缺血性脑卒中恢复期患者的临床综合疗效，其机制可能与其下调血清 S-100B、hs-CRP 和血浆 NPY 水平有关。

## 二、三焦次第疗法治疗老年期痴呆的临床观察

我们在血管性痴呆（VD）和阿尔茨海默病（AD）方面的研究取得了一定的成果，将其归属于中医伤寒三阴病范畴，三焦气化失常是其关键病机，故治疗应以温补为主，三焦次第疗法即以疏通中上焦、温通中下焦及填精固本的顺序对痴呆患者进行次第治疗。

### （一）次第疗法治疗 VD 的疗效观察

#### 1. 研究目的

研究三焦次第疗法治疗 VD 对患者神经功能缺损及行为能力的影响。

#### 2. 方法

选取 2016 年 7 月至 2018 年 12 月（广西中医药大学第一附属医院、宾阳县中医医院及桂林市中医医院）收治的 VD 患者 150 例，按随机数字表法分为对照组与观察组，各 75 例。对照组采用 VD 西医常规治疗，观察组在对照组的基础上联合三焦次第疗法：①先以桂枝法疏通中上焦（桂枝尖 15g，苍术 15g，茯苓 15g，陈皮 15g，郁金 15g，南山楂 20g，法半夏 20g，石菖蒲 20g，炙甘草 5g，生姜 10g），共 8 剂，每日 1 剂。②再以四逆法温通中下焦（白附片 45g<sup>先煎 2 小时</sup>，党参 30g，生龙骨 30g，生牡蛎 30g，淫羊藿 15g，砂仁 15g，龟甲 15g，炙甘草 5g），共 12 剂，每日 1 剂。③最后填精固本（白附片 60g<sup>先煎 2 小时</sup>，干姜 40g，黄芪 30g，党参 30g，白术 15g，淫羊藿 15g，菟丝子 15g，巴戟天 15g，炙甘草 5g），共 10 剂，

每日1剂。1个月后进行疗效评估。对比两组患者临床疗效，评估两组患者治疗前后中医证候积分（SDSVD）、认知功能（MMSE）、日常生活或行为能力（ADL、BBS）、神经功能缺损情况变化（NFDS）。

**3. 结果**

观察组患者临床总有效率为92.00%（69/75），较对照组的66.67%（50/75）显著升高（$P < 0.01$）；与治疗前相比，治疗后两组患者SDSVD评分、NFDS评分、ADL评分、BBS评分均显著降低，且观察组显著低于对照组（$P < 0.01$）；两组患者MMSE评分显著升高，且观察组显著高于对照组（$P < 0.01$）。

**4. 结论**

三焦次第疗法可显著缓解VD患者临床症状，改善其神经功能，提高其行为能力，临床疗效显著优于西医常规治疗。

**（二）广西地区VD患者中医体质类型调查分析及次第疗法的干预研究**

**1. 研究目的**

调查广西地区VD患者的中医体质类型并分析其病因病机；观察三焦次第疗法（具体同上VD治疗方法）联合西药盐酸多奈哌齐片治疗本地区肾虚痰阻型VD患者的临床疗效并初步揭示其疗效机制。

**2. 方法**

①收集2017年3月至2018年2月在广西中医药大学第一附属医院、广西中医药大学附属瑞康医院、南宁市中医医院脑

病科门诊及住院部诊治的广西地区 VD 患者 120 例，予体质分型定式问卷调查。②按照纳入和排除标准收集 2018 年 3 月至 2019 年 2 月在广西中医药大学第一附属医院脑病科门诊及住院部诊治的广西地区肾虚痰阻型 VD 患者 76 例，随机分为治疗组和对照组，每组各 38 例，对照组予西医常规治疗（盐酸多奈哌齐片），治疗组予三焦次第疗法联合西医常规治疗，两组疗程均为 4 周，比较两组治疗前后 MMSE 评分、血清 Ach、NO、SOD 和 MDA 水平、安全性指标。

**3. 结果**

（1）中医体质类型调查

①广西地区 VD 患者体质类型以痰湿质为主，总占比为 21.66%。②广西地区 VD 患者的发病年龄段以 65 ～ 75 岁为主，占总例数的 51.66%。③广西地区 VD 患者的文化程度与发病率呈负相关。

（2）临床研究

① MMSE 量表评分：两组患者治疗前后进行比较，MMSE 量表评分治疗后较治疗前明显升高（$P < 0.05$），治疗组在改善患者认知功能方面优于对照组。②血清 Ach、NO、SOD 和 MDA 水平：两组患者治疗前后比较，血清 Ach 和 SOD 值明显升高，NO 和 MDA 值明显降低（$P < 0.05$），治疗组优于对照组。③本研究未观察到应用治疗方案后有严重不良反应，两组治疗前后，肝肾功能无损害。

**4. 结论**

①广西地区 VD 患者的中医体质类型以痰湿质为主，发病以老年人居多，文化程度越低，其发病率越高。②三焦次第疗

法联合西医常规治疗治疗广西地区肾虚痰阻型 VD 患者的临床疗效优于单纯西医常规治疗，其机制可能与提高血清 Ach 和 SOD、降低血清 NO 和 MDA 水平相关，且无不良反应，安全性好。

### （三）五脏温阳化瘀汤治疗痴呆的临床疗效研究

**1. 研究目的**

总结 6 个随机对照临床试验观察五脏温阳化瘀汤（由制附子、干姜、巴戟天、桂枝、法半夏、石菖蒲、三七、淫羊藿、生晒参、酒大黄等组成）治疗老年期痴呆（AD 和 VD）患者的临床疗效及安全性，为治疗老年期痴呆提供一个新思路及临床依据。

**2. 方法**

将 AD 或 VD 患者随机分为 2 组。2 组均给予基础治疗，对照组在此基础上给予盐酸多奈哌齐片治疗，治疗组在对照组治疗的基础上加服五脏温阳化瘀方汤剂或胶囊治疗。观察 2 组的综合疗效及治疗前后简易精神状况检查量表（MMSE）、日常生活能力量表（ADL）评分。

**3. 结果**

①临床疗效：治疗组患者疗效明显优于对照组（$P < 0.05$）。②MMSE 积分和 ADL 积分：五脏温阳化瘀方与盐酸多奈哌齐合用在痴呆患者的认知功能及日常生活能力方面比单纯应用盐酸多奈哌齐改善效果更为明显（$P < 0.05$）。③中医证候积分：五脏温阳化瘀方与盐酸多奈哌齐合用在轻中度痴呆患者的中医证候积分方面改善情况明显优于单纯应用盐酸多奈哌齐（$P <$

0.05）。④安全性评价：本方用药过程中均未发现患者出现过敏等不良反应。说明五脏温阳化瘀方无不良反应，安全可靠。

**4. 结论**

五脏温阳化瘀方对于阳虚型血管性痴呆疗效确切，疗效明显优于对照组，无不良反应，具有较好的临床运用价值。

## （四）温肺降浊方治疗 VD 的疗效及其机制

### 1. 研究目的

观察温肺降浊方联合盐酸多奈哌齐片治疗 VD 的临床疗效，并从氧化应激角度探讨其作用机制。

### 2. 方法

将 60 例 VD 患者随机分为治疗组 30 例和对照组 30 例。对照组予盐酸多奈哌齐片口服，治疗组予盐酸多奈哌齐片合温肺降浊方口服（制附子 18g，人参 15g，干姜 9g，酒大黄 9g，三七 9g，炙甘草 6g），2 组均用药 2 个月。观察 2 组患者治疗前后简易精神量表（MMSE）评分、日常生活活动量表（ADL）评分和血清超氧化物歧化酶（SOD）活性、丙二醛（MDA）含量的变化，评价 2 组临床疗效，统计 2 组不良反应发生情况。

### 3. 结果

治疗后 2 组患者 MMSE 评分和血清 SOD 活性均明显升高（均 $P < 0.05$），且治疗组均明显高于对照组（均 $P < 0.05$）；2 组患者 ADL 评分和血清 MDA 含量均明显降低（均 $P < 0.05$），且治疗组均明显低于对照组（均 $P < 0.05$）。治疗组临床总有效率为 85.7%，对照组总有效率为 72.4%，治疗组明显高于对

照组（$P < 0.05$）。2组患者用药过程中均未出现严重不良反应。

**4. 结论**

温肺降浊方联合盐酸多奈哌齐片治疗 VD 疗效明显优于单用盐酸多奈哌齐片，其机制可能与提高血清 SOD 活性及降低 MDA 含量有关。

# 第二节　扶阳治法在心病中的疗效总结

心系疾病的发生总属本虚标实之证，阳气亏虚为根本，瘀血、痰饮、水停为标，阳虚作为疾病发生发展的重要因素贯穿始终，影响着疾病的预后。治疗过程中重视调节"气""血""水"的关系，应重视三焦气机的关联，以三焦阴阳自和为基本原则。

## 一、三焦次第疗法治疗慢性心力衰竭临床研究

慢性心力衰竭是一个动态发展的疾病，而阳虚是其根本病因，在治疗过程中应重视气机的畅通，以病情的层次阶段为治疗基点。我们以中医"扶阳"理论为基础，探索三焦次第疗法治疗慢性心力衰竭，以期为本病的治疗提供可靠的循证医学证据，同时为中西医结合治疗慢性心力衰竭提供新思路。

## （一）次第疗法治疗慢性心力衰竭临床观察及其机制研究

### 1. 研究目的

通过观察三焦次第疗法对慢性心力衰竭患者的心力衰竭生存质量量表（LHFQ）评分、匹兹堡睡眠质量指数（PSQI）评分、6分钟步行试验距离、心功能分级变化、再入院率、死亡率、左室射血分数（LVEF）、左心室舒张末期内径（LVEDD）、左心室收缩末期内径（LVESD）、N端脑利钠肽前体（NT–proBNP）、超敏C反应蛋白（hs–CRP）及内皮素1（ET–1）的影响，总结三焦次第疗法对慢性心力衰竭阳虚证型患者的临床疗效。

### 2. 方法

将多中心收治的200例慢性心力衰竭患者随机分为对照组100例，给予常规西药治疗，不给予中药治疗；治疗组100例，在给予对照组用药的同时给予三焦次第疗法中药口服。即先以桂枝法：桂枝尖、苍术、茯苓、陈皮、瓜蒌皮、薤白、三七各15g，南山楂、法半夏各20g，丹参30g，炙甘草5g，生姜10g，10剂。再以四逆法：白附片45g^先煎2小时，淫羊藿15g，丹参30g，砂仁15g，生龙骨30g，生牡蛎30g，葶苈子30g，炙甘草5g，10剂。最后填精固本：白附片60g^先煎2小时，党参30g，淫羊藿15g，黄芪30g，菟丝子15g，巴戟天15g，干姜40g，炙甘草5g，10剂。两组患者疗程均为30天，观察治疗前后LHFQ、PSQI、6分钟步行试验、心功能分级变化、随访期间再入院率、死亡率、左室射血分数（LVEF）、左心室舒张末期内径（LVEDD）、左心室收缩末期内径（LVESD）、NT-proBNP、hs-CRP、ET-1的变化，并通过治疗前后血常规、尿常规、大便常规、肝功能、肾功能、心电图的变化评价治疗方法的安全性。治疗结束后120天通过随访了解患者再入院率、死亡率。

**3. 结果**

治疗组患者 LHFQ 评分的降低情况优于对照组（$P < 0.05$）；治疗组患者 PSQI 的降低情况优于对照组（$P < 0.05$）；治疗组患者 6 分钟步行距离的增加情况优于对照组（$P < 0.05$）；治疗组患者心功能的改善情况优于对照组（$P < 0.05$）；治疗组患者左室射血分数的提高情况优于对照组（$P < 0.05$）；治疗组患者左心室舒张末期内径的降低情况优于对照组（$P < 0.05$）；治疗组患者左心室收缩末期内径的降低情况优于对照组（$P < 0.05$）；治疗组患者 NT-proBNP、hs-CRP、ET-1 的降低情况均优于对照组（$P < 0.05$）；治疗组患者120天内再入院率低于对照组（$P < 0.05$），但两组间120天内死亡率无明显差异（$P > 0.05$）。

**4. 结论**

三焦次第疗法能够提高慢性心力衰竭患者的生存质量，提高睡眠质量，增加运动耐量，改善心功能，降低患者 NT-proBNP、hs-CRP 及 ET-1 水平，增加左室射血分数，降低左室舒张末期内径及左室收缩末期内径，且安全性好，并可降低患者120天内的再入院率，但对患者120天内死亡率影响不大。

## （二）附桂苓夏汤治疗心肾阳虚证慢性心力衰竭的临床研究

### 1. 研究目的

本研究通过应用基于扶阳思想指导组方的附桂苓夏汤治疗心肾阳虚证慢性心力衰竭患者，客观评价附桂苓夏汤治疗慢性心力衰竭心肾阳虚证的临床疗效及安全性，以期为慢性心力衰竭的中医药治疗及进一步研究提供新思路、新方法。

### 2. 方法

本研究共纳入 2019 年 1 月至 2020 年 10 月在广西中医药大学第一附属医院心血管病区就诊并符合纳入标准的 70 例患者，并将 70 例患者随机分为治疗组和对照组，每组各 35 例。治疗组给予中药汤剂附桂苓夏汤（白附片 30g$^{先煎}$，桂枝尖 15g，茯苓 15g，法半夏 20g，陈皮 15g，白术 15g，南山楂 20g，石菖蒲 20g，淫羊藿 20g，生姜 15g，炙甘草 5g）及西医基础治疗，对照组给予西医基础治疗，两组疗程均为 4 周，并于疗程结束后 2 周进行随访，调查两组患者中医证候的改善情况。观察并比较两组患者治疗前后左心室射血分数、Lee 氏心衰积分、B 型利尿钠肽、NYHA 心功能分级、中医证候积分、中医单项症状积分及不良反应情况，收集全部试验数据后，对此次研究的临床疗效进行统计分析，客观评价附桂苓夏汤的有效性、安全性及对中医证候的改善。

### 3. 结果

① NYHA 心功能分级：治疗组总有效率为 97.1%，对照组总有效率为 71.42%（$P < 0.01$）。② Lee 氏心衰积分：治疗

组总有效率为94.28%，对照组总有效率为71.42%（$P < 0.01$），说明治疗组在提高Lee氏积分方面明显优于对照组。③左心室射血分数：两组治疗后左心室射血分数比较（$P < 0.05$），说明治疗组在升高左心室射血分数方面优于对照组。④ B型利尿钠肽：组内比较，两组治疗后B型利尿钠肽较前均降低；组间比较，两组治疗后B型利尿钠肽比较（$P < 0.05$），说明治疗组降低B型利尿钠肽幅度大于对照组。⑤中医证候总积分：治疗后两组中医证候总积分比较（$P < 0.01$），说明治疗组在改善中医临床证候方面明显优于对照组。

### 4. 结论

附桂苓夏汤治疗心肾阳虚证慢性心力衰竭，疗效确切。治疗组疗效优于对照组，进一步证实了基于扶阳思想指导组方的附桂苓夏汤治疗心肾阳虚证慢性心力衰竭的有效性、安全性。

## 二、三焦次第疗法治疗老年高血压的临床研究

西医学认为，老年高血压的发病机制主要是老年人大血管硬化、弹性下降，使血液回流阻力增加，回心血量减少，血液瘀滞在外周血管。而中医学认为，引起大血管硬化及弹性下降皆是由于人体内阳气虚损，阴寒太重，继而成形太过，即"阳化气，阴成形"。因此可以推出，老年人随着年龄增长，精亏阳虚，虚阳不足以温煦大血管及正常推动血液的运行，使阴寒内盛，阴寒成形收缩，致使大血管硬化及弹性下降。这与前面所阐明的三阴病发病机制一致。因此，我们认为，老年高血压病性属于本虚标实，病机为阳气亏虚，阴寒内盛，阳虚为其本，痰浊、瘀血、郁火为其标，其治疗以次第疗法为其根本

大法。

## （一）扶阳法次第治疗老年高血压的临床研究

### 1. 研究目的

观察温阳法次第治疗对老年高血压患者血压的影响及临床疗效，以期为本病中医疗法的临床应用打下坚实的基础。

### 2. 方法

选择 2014 年 9 月至 2016 年 1 月在广西中医药大学第一附属医院就诊的老年高血压患者 60 例进入临床试验。根据纳入标准和排除标准，按就诊顺序随机分为治疗组和对照组，每组各 30 例。治疗组在应用常规西药治疗的同时，加用扶阳次第治疗处方。处方一：桂枝尖、苍术、石菖蒲、天麻、南山楂、朱茯神、陈皮、法半夏、生龙骨、生牡蛎、石决明、草决明、钩藤、炙甘草、生姜等；处方二：生白术、淫羊藿、朱茯神、天麻、砂仁、陈皮、法半夏、生龙骨、生牡蛎、石决明、草决明、丹参、知母、炙甘草、生姜等；处方三：白附片、砂仁、淫羊藿、天麻、朱茯神、菟丝子、巴戟天、生龙骨、生牡蛎、干姜、肉桂、龟甲、丹参、炙甘草等。以上处方可根据舌脉象及症状进行加减和调整应用。对照组仅服用西药。观察疗程为 8 周，并对两组患者治疗前后均进行每日早、中、晚血压的测量和记录临床症状的变化情况及患者对自身疾病的整体评价。

### 3. 结果

①治疗后两组患者临床症状的变化相比较，两组数据进行独立样本 $t$ 检验，$P$ 值均 < 0.05，差异有统计学意义。②治疗

组在血压控制情况、临床症状的改变评分,效果优于对照组。③治疗后中医症状疗效比较,治疗组的有效率为93.33%,对照组为73.33%($P < 0.05$)。

**4. 结论**

温阳法是治疗老年高血压的根本治疗方法,其独特之处是治疗过程分三个次第治疗,其疗效较单纯使用西药治疗在改善患者症状、控制血压方面疗效更显著。

## (二)扶阳四逆法改善老年性高血压病晨峰现象及其临床观察

**1. 研究目的**

观察扶阳派四逆法的方药对老年性高血压病患者血压晨峰现象的影响。通过分析疗效性指标的改变及治疗结束后晨峰复发率以评价该治法改善老年性高血压病晨峰现象及临床预后的有效性。

**2. 方法**

选取2018年4月至2019年10月在广西中医药大学第一附属医院心血管内科门诊就诊及住院的符合老年原发性高血压诊断且存在明显晨峰现象的病例60例,采用计算机生成随机数字法随机分为观察组和对照组,每组各30例,其中观察组予扶阳四逆法方药(白附片、干姜、黄芪、砂仁、炙甘草、白术、陈皮、茯神、桂枝尖、淫羊藿、丹参、柴胡、黄芩等。如患者头晕明显,头重如裹,走路有踩棉花感,夜寐不安,在原方基础上,加法半夏、天麻、石菖蒲,并将干姜改为生姜、白术改为苍术;如患者胸闷气短,心悸怔忡,汗出偏多,在原方基础上加用瓜蒌壳、薤白、生龙骨、生牡蛎，改白术为苍术；如畏寒明显，全身乏力，在原方基础上加菟丝子、巴戟天、肉桂等。基于中药特性，具体剂量视症状体征而定）与西医基础降压药治疗（治疗过程中后者视情逐渐减量），对照组予基础降压药治疗，两组均治疗 2 个月，并于治疗结束 3 个月后进行随访，比较治疗前与治疗后两组患者的血压日均值、血压晨峰、中医证候积分、血脂、同型半胱氨酸（HCY）等指标的差异及治疗结束 3 个月后的晨峰复发情况。

### 3. 结果

①治疗后观察组的血压控制有效率为 96.66%，对照组的血压控制有效率为 83.33%，观察组血压控制有效率优于对照组（$P < 0.05$）。②治疗 1 个月后观察组动态血压监测显示"睡眠 – 谷"血压晨峰变化幅度与对照组相比差异无统计学意义（$P > 0.05$），治疗满 2 个月后差异有统计学意义（$P < 0.01$）。③治疗后观察组中医证候积分的减少明显优于对照组（$P < 0.01$）。④治疗后观察组血脂、HCY 均较治疗前显著改善（$P < 0.05$），且观察组与对照组间比较有显著差异（$P < 0.05$）。⑤治疗结束 3 个月后，观察组有 1 例出现晨峰复发（3.33%），对照组有 7 例复发（23.33%），两组复发率差异有统计学意义（$P < 0.01$）。

### 4. 结论

基于中医四逆法的方药对老年原发性高血压的晨峰现象较单纯使用西医常规降压药有更好的疗效，并可有效改善高血压患者的临床症状，降低血脂、HCY 水平，改善短期预后。

# 第三节　扶阳治法在其他疾病中的疗效总结

随着对扶阳法研究的深入和广泛应用，该疗法的应用范围逐渐拓宽，除应用于寒证外，也应用于血瘀、痰湿、虚实夹杂等多种疾病的治疗，且均取得良好的临床效果。

## （一）温阳法治疗阳虚型功能性腹泻的临床研究

### 1. 研究目的

观察在人体阴阳本体结构理论指导下运用加味附子理中汤治疗阳虚型功能性腹泻的临床疗效及安全性，探讨该理论指导治疗阳虚型功能性腹泻的潜在机制，为该病的中医药诊疗及研究提供新思路及循证医学证据。

### 2. 方法

收集 2017 年 10 月至 2018 年 11 月就诊于广西中医药大学第一附属医院并符合纳入标准的阳虚型功能性腹泻患者 72 例，随机分为观察组和对照组，每组均为 36 例。观察组予加味附子理中汤治疗（白附片 30g<sup>先煎</sup>，白术 15g，茯苓 15g，白豆蔻 15g，党参 30g，肉桂 15g，小茴香 15g，炙甘草 6g，干姜 15g。临证加减：若患者口干口苦，加柴胡 15g，葛根 15g，黄连 6g，面色苍白、气虚乏力、中气下陷加黄芪 30g；兼有表证加桂枝尖 15g；痰湿较重加陈皮 15g，法半夏 15g；兼有血瘀则加五灵脂 15g，丹参 15g），对照组予双歧杆菌三联活菌胶囊治疗，两组疗程均为 4 周，并于疗程结束后随访 4 周。比较两组治疗前后粪便积分、综合医院焦虑抑郁量表（HADS）积分、中医症状总积分、中医单项症状积分，观察临床疗效、安全性及复发率。

**3. 结果**

①治疗4周后，观察组粪便积分明显低于对照组（$P < 0.01$），说明对粪便性状及排便频次的疗效观察组优于对照组。②治疗4周后，综合医院焦虑量表（HADA）积分比较，观察组明显低于对照组（$P < 0.01$）；综合医院抑郁量表（HADD）积分比较，两组差异不具有统计学意义（$P > 0.05$），说明对焦虑症状的疗效观察组优于对照组，对抑郁症状的疗效两组相当。③治疗4周后，两组中医症状总积分比较，观察组低于对照组（$P < 0.01$）；中医单项症状积分比较，观察组肠鸣症状积分低于对照组（$P < 0.05$），尤其是在畏寒肢冷、倦怠乏力、神疲懒言、腰膝酸软4个全身症状积分方面明显低于对照组（$P < 0.01$），在大便次数、大便性状、食欲欠佳、脘腹胀闷4个消化系统症状积分方面，两组差异无统计学意义（$P > 0.05$）。④观察组总有效率为94.29%，对照组为74.29%，观察组总有效率高于对照组（$P < 0.05$）。⑤观察组复发率为14.29%，对照组复发率为45.71%，观察组复发率明显低于对照组复发率（$P < 0.01$）。⑥两组在治疗期间均未发生明显不良事件，安全性良好。

**4. 结论**

①加味附子理中汤治疗阳虚型功能性腹泻，能显著改善大便性状及减少排便次数，缓解焦虑抑郁状态，改善中医证候，降低4周复发率，临床疗效优于双歧杆菌三联活菌胶囊，安全

性良好。②以阴阳为切入点，用人体内阳外阴本体结构理论指导辨证论治，补充了中医治疗泄泻的理论与实践，具有重要的临床、研究指导意义。

## （二）"三焦次第疗法"治疗新型冠状病毒感染临床观察

### 1. 研究目的

回顾性分析 52 例新型冠状病毒感染（COVID-19）患者的临床资料，探讨加用中医"三焦次第疗法"方药后的中西医结合治疗 COVID-19 的临床疗效。

### 2. 方法

收集自 2020 年 1 月 30 日至 2020 年 3 月 5 日在广西壮族自治区人民医院、南宁市第四人民医院等 8 家医院的 52 例 COVID-19 患者的临床资料，按照治疗方法不同分为西药对照组（21 例）和中西药治疗组（31 例），西药组给予西药抗病毒、抗感染、对症支持治疗，中西药组在西药组治疗基础上根据 COVID-19 分型给予基于"三焦次第疗法"的三首中药复方汤剂治疗（中药处方主要是在桂枝法主方基础上进行化裁）。①普通型（主要表现为寒湿郁肺证型）处方：桂枝尖 9g，苍术 9g，陈皮 6g，姜半夏 9g，茯苓 15g，麻黄 9g，杏仁 9g，藿香 9g，柴胡 15g，生石膏 15 ～ 30g<sup>先煎</sup>，荸苈子 12g，黄芩 6g，紫菀 9g，款冬花 9g，细辛 6g，瓜蒌壳 12g，鱼腥草 30g，炙甘草 6g，生姜 15g。②重型（主要表现为疫毒闭肺证型）处方：桂枝尖 15g，苍术 15g，白芷 15g，石菖蒲 20g，南山楂 15g，杏仁 15g，紫菀 15g，陈皮 15g，法半夏 15g，茯神 15g，瓜蒌壳 15g，葶苈子 15g，柴胡 15g，黄芩 15g，雷公藤 12g$^{先煎2小时}$，鱼腥草 50g，芦根 30g，炙甘草 6g，生姜 30g。③危重型（主要表现为内闭外脱证型）处方：桂枝尖 20g，苍术 15g，石菖蒲 20g，南山楂 20g，竹茹 20g，瓜蒌壳 15g，陈皮 15g，法半夏 20g，朱茯神 15g，地龙 15g，白僵蚕 15g，葶苈子 15g，白附片 60g$^{先煎2小时}$，薤白 15g，太子参 30g，炙甘草 5g，生姜 60g。比较两组患者治疗前后的中医证候积分、实验室检查、体温复常时间及核酸转阴时间、CT 影像好转情况、平均住院天数、临床治愈率及病死率等。

### 3. 结果

①两组治疗后中医证候量表积分较治疗前均明显降低（$P < 0.01$），观察组较对照组降低更为明显（$P < 0.05$）。且治疗组体温复常时间及平均住院天数较对照组明显缩短（$P < 0.05$）。②两组治疗前的实验室检查异常结果显示 LYMPH% 明显减少，AST 和 ALT、D–Dimer 轻微增高，CRP 和 ESR 明显升高。经治疗后，两组 LYMPH%、AST 和 ALT、D–Dimer 均恢复到正常水平，CRP 水平明显下降（$P < 0.05$）；观察组 CRP 和 ESR 水平下降较对照组更为明显（$P < 0.05$）；观察组较对照组核酸转阴平均时间更短（$P < 0.05$）。③观察组临床治愈率及 CT 影像好转率均明显高于对照组（$P < 0.05$）；而普通型转重型发生率明显低于对照组（$P < 0.05$），且观察组无死亡病例，无明显不良反应。

### 4. 结论

加用"三焦次第疗法"的中西医结合治疗 COVID–19 能显著改善患者的实验室及影像学检测异常指标和临床症状，缩短病程，提高临床治愈率，且优于单纯西药治疗组。

## （三）加味茵陈四逆汤治疗慢加急性肝衰竭（阳虚瘀毒证）的临床观察

### 1. 研究目的

观察加味茵陈四逆汤治疗慢加急性肝衰竭（阳虚瘀毒证）的临床疗效，为中医药治疗慢加急性肝衰竭提供循证医学证据。

### 2. 方法

将纳入2016年3月至2017年11月在广西中医药大学第一附属医院肝病科住院治疗的慢加急性肝衰竭（阳虚瘀毒证）患者60例，采用计算机生成随机数字的方法，随机分为治疗组与对照组，每组各30例，对照组予西医综合治疗，治疗组在对照组的基础上予加味茵陈四逆汤（白附片、干姜、白术、茵陈、茯苓、赤芍、大黄、炙甘草）治疗。两组均治疗8周，比较两组治疗前后患者的死亡率、肝功能、凝血功能及中医证候评分、终末期肝病模型（MELD）评分等，观察加味茵陈四逆汤的临床疗效。

### 3. 结果

①治疗8周后，加味茵陈四逆汤联合西医综合治疗可降低慢加急性肝衰竭（阳虚瘀毒证）的死亡率，疗效优于单纯西医综合治疗组（$P < 0.05$）。治疗组和对照组的总有效率分别为66.67%和43.33%，治疗组的有效率优于对照组，（$P < 0.05$）。②治疗第4周、第8周后，治疗组与对照组的TBIL在同一时间点比较，治疗组的TBIL下降幅度高于对照组（$P < 0.05$）。③治疗后第4周，两组患者PTA对比，治疗组对于凝血功能

的改善优于对照组（$P < 0.05$），治疗后第 8 周，两组患者 PTA 对比差异无统计学意义（$P > 0.05$）。④治疗第 4 周、第 8 周后，治疗组和对照组中医证候评分均显著下降，治疗组改善中医证候评分优于对照组（$P < 0.05$）。⑤治疗第 4 周、第 8 周后，两组患者 MELD 评分均下降，治疗组对于 MELD 评分的改善程度优于对照组（$P < 0.05$）。

**4. 结论**

加味茵陈四逆汤联合西医综合治疗，可改善慢加急性肝衰竭（阳虚瘀毒证）患者的临床症状，保护肝脏功能，促进凝血机制的恢复，有效改善患者短期预后，降低患者 8 周内的死亡率，总体临床疗效优于单一西医综合治疗。

## （四）扶阳次第疗法治疗老年慢性肾脏病 3 期的临床疗效

### 1. 研究目的

通过论治慢性肾脏病（CKD），观察扶阳次第疗法治疗老年 CKD3 期的临床疗效，为中医药治疗慢性肾脏病提供新思路与方法。

### 2. 方法

选择符合 CKD3 期的西医诊断标准及符合中医脾肾阳虚证的中医诊断标准的门诊患者 60 例，治疗组与对照组各 30 例，其中治疗组是在西医的基础上采用扶阳次第疗法。处方一：桂枝尖、苍术、石菖蒲、南山楂、茯苓、陈皮、法半夏、炙甘草、生姜等；处方二：党参、白术、陈皮、法半夏、茯苓、黄芪、砂仁、巴戟天、菟丝子、大黄、炙甘草、生姜等；处方三：白附片、党参、白术、陈皮、法半夏、茯苓、黄芪、砂仁、巴戟天、菟丝子、大黄、炙甘草、干姜等。以上处方可根据舌脉象及症状进行加减和调整应用。对照组只采用西医基础治疗。两组均观察 3 个月，分别观察治疗前后中医症状及中医证候积分的变化，并监测肾小球滤过率（eGFR）、尿素氮（BUN）、血肌酐（Scr）及血钾（$K^+$）的变化。

**3. 结果**

①总体疗效分析比较：治疗组的总有效率为 86.67%，明显优于对照组的 53.34%，治疗组临床总疗效优于对照组（$P < 0.05$）。②中医证候积分比较：通过本次观察，治疗组患者在治疗后的证候积分较治疗前下降（$P < 0.05$）。③中医临床症状比较：治疗组在改善中医症状方面优于对照组（$P < 0.05$）。④肾功能比较：用扶阳方治疗老年慢性肾脏病，患者肾功能的改善优于对照组（$P < 0.05$）。

**4. 结论**

运用扶阳次第疗法治疗 CKD 可明显改善患者的临床症状，有效降低患者的血肌酐及尿素氮，提高肾小球滤过率，延缓本病病程的进展。

# 第四节　扶阳学派运用姜、桂、附的体会

## 一、如何用姜温阳散寒

生姜、干姜、炮姜三种中药都是姜科多年生草本植物姜的

根茎，由于各自的性状不同，它们在临床上的主治用途也各有不同，实是一物三用。生姜入药，最早见于《名医别录》。到了东汉，张仲景《伤寒论》中记录的113个方子，有59个方子用到姜，包括生姜、干姜和姜汁，姜的药用价值可见一斑。中医学认为，姜是助阳之品，自古以来素有"冬吃萝卜夏吃姜，不劳医生开药方"之语。

《神农本草经》里关于姜的描述是这样的："干姜，味辛温，主胸满咳逆上气，温中止血，出汗，逐风湿痹，肠澼下痢，生者尤良，久服去臭气，下气，通神明。生山谷。"生姜、干姜和炮姜本为一物，均能温中散寒，宜于肺、脾、肾三焦之寒证。生姜辛温，行阳分而祛寒发表，宣肺气而解郁调中，畅胃口而开痰下食，治伤寒头痛、伤风鼻塞、痰壅胸膈、寒痛湿泻、清水气、行血痹。炮姜辛苦大热，除胃寒而守中，温经止血，定呕消痰，祛脏腑沉寒痼冷。干姜偏于祛里寒，是温中散寒之要药。

郑钦安论述姜有宣导之力，以为前驱。卢崇汉以四逆法温肾纳下多于回阳救逆，用四逆法更多的时候用生姜，甚或炮姜、煨姜作为临床大多数慢性病和危重病的收功之法，这也是卢氏方药很重要的心法。卢氏的方药，单以一剂药论，生姜或煨姜的用量在30～200g，干姜、筠姜或炮黑姜的用量在25～90g，这种用量已远超过《药典》规定的范畴。

### （一）生姜之功效

生姜为老姜所生之子姜，生姜鲜嫩，所具生发之气浑全，气味辛窜，走而不守。书载生姜主治虽多，但总以发表除寒、开郁散气、辟恶除邪为要，其曰伤寒头痛、鼻塞可用者，借其宣散通肺之力；咳逆呕哕必用者，得其开郁辛散之义。《神农本草经》干姜条下云"生者尤良"，乃取其气性之清烈，以发汗逐邪，宣达胃气，故张仲景立桂枝汤、葛根汤、小柴胡汤，治表寒诸证并呃逆呕吐者，多用生姜。

生姜辛入肺，以通气宣畅。肺主气，为相傅之官，犹宰相辅佐君主，故通神明，神明通则一身之气正，中焦阳气亦定，则脾胃出纳之令行而邪气自不能容，故曰祛秽恶。生姜之辛散伍甘缓之大枣，归卫入营，旋转其间，则营卫因之而调和，能逐一切外感不正之气。成尤己指出："姜、枣味辛甘，专行脾之津液而和营卫，药中用之，不独专于发散。"黄元御谓生姜："入肺胃而驱浊，走肝脾而行滞，荡胸中之瘀满，排胃里之壅遏，善通鼻塞，最止腹痛，调和脏腑，宣达营卫，行经之要品，发表之良药。"又谓："生姜疏利通达，下行肺胃而降浊阴，善止呕哕而扫瘀腐，清宫除道之力最为迅捷。"

生姜若只用皮则辛凉，大凡外皮，多反本性，故寒，《医林纂要》中就有记载："姜皮辛寒。"其特点擅长走表，和中而利水，可消四肢浮肿，五皮散用之，即取其辛则能行、以皮达皮之义。脾寒呕吐宜兼温散者，生姜宜煨熟用之，即用草纸包裹，以清水浸湿后直接放入火中，待草纸焦黄，姜半熟为度。吴仪洛在《本草从新》中称："煨姜以和中止呕，用生姜畏其散，用干姜惧其燥，惟此略不燥散。"

卢氏药物配合阐述生姜："通神明，逐秽气，化寒湿，平水火，燥土，益四旁，导气血阴阳之传变，助五行生成之气机，更能旋转经络脏腑之间，祛除寒湿，和血通气，因其散中有守，守而能散。如孟子所谓刚大浩然之气塞乎天地之间也。"其能通心脾，通达神明，助火生土。其"得桂枝尖上通心，下通肾，水火有济，乾坤乃能协调，沤渎乃能有用""得附子水火协和，上下相应，变化有方"。《医理真传》所载姜桂汤一方（生姜一两五钱，桂枝一两），"乃扶上阳之方也"。生姜与桂枝相伍，辛温助阳，相须为用，同气相求，相辅相成。两者相伍，既温扶心阳，又宣通肺气，可使周身阳气通调，气血流畅。

### （二）干姜之功效

干姜归脾、胃、肾、心、肺经，具有温中散寒、回阳通脉、燥湿消痰的功效。常用于心腹冷痛、吐泻，肢冷脉微，寒饮咳喘，风寒湿痹及阳虚吐、衄、下血等。《药性论》赞其曰："治腰肾中冷疼，冷气，破血，祛风，通四肢关节，开五脏六腑，祛风毒冷痹，夜多小便，治嗽，主温中，霍乱不止，腹痛，消胀满冷痢，治血闭，病人虚而冷，宜加用之。"干姜可"开五脏六腑"，可见其钻透之性并不弱，都说干姜守而不走，但其实干姜不但能入守中焦脾胃，还上可达心肺，下可达肾脏，能温补三焦之阳气。如果辅以附子，更可温通行于十二经。《证治要诀》云："附子无干姜不热，得甘草则性缓，得桂则补命门。"由此可见，干姜之热，亦不容小觑。

干姜为老辣之母姜，即种姜或宿根，去皮后依法所制之干燥品，其色黄白而气辛、性温，质坚结，为温中之专药。朱丹溪云："留皮则冷，去皮则热。非皮之性本冷，盖留皮则行表而去热，去皮则守中热存。"干姜受气足，体质收束，气则走泄，老而味厚，比生姜辛热过之，所以止而不行，主散里寒。治小腹冷痛，如腹痛身凉作泻、完谷不化，入理中汤，以理中焦，定寒霍乱，止大便溏泄；用于干姜附子汤，则治下焦，附子无干姜不热，大有回阳之力。如喻嘉言所述："用附子、干姜以胜阴复阳者，取飞骑突入重围，搴旗树帜，使既散之阳，望帜争趋，顷之复合。不知此义者，加增药味，和合成汤，反牵制其雄入之势，必至迁缓无功。"因此，归纳干姜的作用主要有以下三点：第一，干姜性大热，能把一身的寒气都祛除，具有温中散寒、通脉的作用，通过温通经脉，使气血更好地运行。第二，干姜具有助阳的作用，能把全身的阳气给补足。中医有言："阳气足，百病除。"《医学启源》中这样记载干姜："通心气，助阳，去脏腑陈寒，发诸经之寒气，治感寒腹痛。"第三，干姜具有温肺化饮的作用，能祛除肺里寒气。

以前很多医家认为，干姜守而不走，但卢氏却认为干姜能散能走，散就是外走。仲景的四逆汤为什么用干姜？这是因为群阴阻塞，通过干姜之温散才能破开阻塞，为附子到达极上做准备，最终才能达到温复坎中一阳的作用。那么阳在哪里？阳在水里面，海底下面，如果没有姜的作用，附子要下达是很难的。为什么难？因为阳不足，群阴弥漫，从而形成阻隔，便为阴霾，阴霾重了，太阳就透不下来。所以，通过姜的散而开辟群阴，为附子的下达创造很好的条件，从而达到迎阳归舍的效果。

### （三）炮姜之功效

炮姜是一味中药，来源于姜科植物姜的干燥根茎，经过炮制加工而成。《神农本草经》《名医别录》只有生姜、干姜，并无炮姜，后人将干姜炒至表面呈棕褐色、截面棕黄色，并发泡鼓起、质地疏松、气香、味辛辣者，谓之炮姜；炒至表面焦黑色、内部棕褐色，体轻、质松脆、微苦、微辣者，为姜炭。生者热而能散，炮者热而善守。姜味本辛、色黄白，炮过则辛味减、色褐黑，用其黑涩之性。缪希雍在《炮制大法》中认为："若产后血虚发热及止血，俱炒黑，温中，炮用。"《用药法象》曰："干姜，生辛炮苦……生则逐寒邪而发表，炮则除胃冷而守中。"

炮姜的性味辛、热，归脾经、胃经和肾经，其功效与作用是温经止血、温中止痛，用于治疗阳虚失血、吐衄崩漏、脾胃虚寒、腹痛吐泻。如果脾阳不足、脾气虚弱、统摄无权，出现便血、崩漏、吐衄等症状都可用炮姜。同时炮姜性热，长于走中焦、振奋脾阳、温中散寒，所以也适用于中焦虚寒所致的腹痛喜温、呕吐泻痢等。《得配本草》曰："炮姜守而不走，燥脾胃之寒湿，除脐腹之寒痞，暖心气，温肝经，能去恶生新，使阳生阴长，故吐衄下血有阴无阳者宜之。"

干姜和炮姜两者在功效上的区别：干姜性热，具有温中散寒、回阳通脉、燥湿消痰的功能，干姜能守能走，故对中焦寒邪偏盛而兼湿者及寒饮伏肺的喘咳颇为相宜。又因为本品力速而作用较强，故用于回阳救逆，其效果甚佳，常用于脘腹冷痛、呕吐泄泻、肢冷脉微、痰饮喘咳，如温肺散寒而化痰饮的小青龙汤。炮姜性温，具有温中散寒、温经止血的功能，其辛燥之性较干姜弱，温里之力不如干姜迅猛，但作用缓和持久，且长于温中止痛、止泻和温经止血，可用于中气虚寒的腹痛、腹泻和虚寒性出血，如治疗脾胃虚寒之腹痛、腹泻、霍乱转筋的附子理中丸。

总之，生姜辛散之力较强，偏于发表，走而不守；干姜气走味存，辛散之力减弱，长于温中回阳、祛在里之寒邪，散守结合，以守为主；炮姜专于摄血，为治中焦虚寒、脾不统血之要药。临床宜灵活使用，精准配伍，方能发挥好的疗效。

## 二、从扶阳角度论桂枝的通阳散结作用

桂枝在《伤寒论》中应用甚广，涉及条文78处，方剂达43首之多，以桂枝直接命名的方剂24首。所治遍及三阴三阳六经诸证。后世医家多将其归为辛温解表药，而忽视了其宣通阳气和温补阳气等功效，致使临床运用受到局限。扶阳学派善用桂枝进行温通，并自创桂枝法临床加减应用，屡获良效。

### （一）桂枝之功效概述

桂枝，味辛、甘，气香，性温，归肺、心、肝、膀胱经，肉桂树主产于广西和广东南方地区。南方为离火之位，秉地二之火，其色紫赤，凌冬不凋而叶色青翠，秉天阳之气旺。《神农本草经》谓其"主上气咳逆、结气、喉痹吐吸，利关节，补中益气，久服通神、轻身、不老"及"主百病，为诸药先聘通使"。张锡纯谓："通阳化气，力善宣通，能升大气（即胸中之气），降逆气（冲气，肝气之类），散邪气（风寒之类）。"《本草再新》谓："温中行血，健脾燥胃，消肿利湿。"

## （二）扶阳学派对桂枝的认识

扶阳学派依据《伤寒论》描述多使用桂枝尖，认为桂枝尖辛温属阳，出自肉桂树之上最顶端，其尖者有向上伸长之性，有引阳出阴之能。其能入少阴而走太阳，少阴内而太阳外，太阳肺主表，故其能由内而外，分布四旁，乃由皮毛而肌肉而经络而腑而脏，透达经络、六腑五脏，实通达内外之能使也。

临床使用桂枝既能通阳，又能温阳。何谓引阳出阴？在此处是引坎阳出水，拨动太阳。且看卢崇汉之论桂枝尖：能引少阴之气与太阳相接，使太阳由水而土，由土而木，由木而火，随脾之运化交达于上下内外。能化阴为阳，拨开云雾。能纳太阳之气，通达于四末，使手足与心脑相合。能起少阴之气，与太阳相合，使阴阳协和。借以为先锋使者，由少阴出于太阳膀胱之囊也。引交太阴，太阴肺脾也，肺脾得其辛温之性，一施运化，一施化源交诸于心，心离火也，真阳寄焉。下与小肠相通，小肠与膀胱相并，膀胱小肠为心肾之外用，心肾即水火之变化，今用此引水气上升，化气化液，濡润万物，人身筋络骨节皆得其养，气血更能交流。

扶阳大家吴佩衡阐述：桂枝应用甚广，是温肝、强心、通经络、散寒、解肌表之上品良剂。但有些医家或病家常畏惧不用，认为"过热""过表""过燥"，即使用时，仅二三钱而已。尚有用桂枝要去皮，每用桂枝木者。盖仲景用桂枝主要是嫩尖枝，性味较厚，于方剂配伍，效力乃显，凡粗枝有皮骨者去之，而非去桂枝之外皮也。去皮用木，已无辛甘温暖之性味，有何力量再化太阳之气哉！他认为，桂枝不是发表药，更不是发汗药，而是强心化阳生热之药，医者能明其功效，则经方之义，思过半矣。

## （三）桂枝温通作用阐释

### 1. 温肺化饮

桂枝尖幼嫩，枝梢细薄，其质轻扬而居上，枝条横行，向四周生长，为发散之象。华于秋金，得西方之金味，其性温，温可散寒。其味辛而能入手太阴肺经，该脉起于中焦，形寒则外寒从皮毛内入于肺，饮冷则水冷从中焦上至于肺。肺主皮毛，故可走表，性味虽与肉桂相同，而桂枝之气味较轻薄。《灵枢·邪气脏腑病形》曰："形寒寒饮则伤肺。"形寒冷饮皆为阴邪，易伤肺阳，阳气虚则气凝成液，水道不通，使肺之宣发肃降的功能受损而致咳喘。桂枝一则散寒解表，使肺寒从表解，以宣畅肺气，使肺气闭郁之咳喘缓解；二则温阳化饮，使寒饮不能上贮于肺而作咳喘。所以，桂枝可以助阳入肺经，调理肺寒，尤宜于表虚有汗及阳虚受寒者。凡肺里有寒，有白痰或黄白痰，导致咳嗽哮喘的，用扶阳桂枝法加减效佳。

### 2. 温通心阳

桂枝药性辛甘温煦，颜色偏红，红色主入心经，其药性辛散、甘温，"气味辛甘发散为阳"，所以桂枝可以温通心阳，补心之火，可以治疗各种与心脏有关的症状。由于"心为五脏六腑之大主"，因此桂枝可起到振奋胸中阳气的作用。

生理状况下，心火下降于肾，则肾水不寒；肾水上济于心火，则心火不亢。心火与肾水升降互济。若肾阳不足，则肾水不得气化，寒水上逆凌心。桂枝色赤性温秉离火之性，温补心火下降于肾，以助肾水蒸腾气化，故桂枝有助阳化气之功。《伤寒论》第117条以桂枝加桂汤治疗因用烧针致心阳耗损引起的奔豚，方中重用桂枝以温通心阳之气，以降上逆心火之寒水，故又称桂枝有"平冲降逆"之功，并非其有沉降之性以直接降敛冲逆。《伤寒论》第64条以桂枝甘草汤治发汗过多，耗损心阳所致心悸动、喜按。第177条以炙甘草汤治疗阴血阳气虚弱，心脉失养所致"脉结代，心动悸"。《金匮要略》以桂枝生姜枳实汤治疗心下寒痰水饮停聚所致心中痞、心悬痛；枳实薤白桂枝汤治疗心阳不振，痰气互结之胸痹，均取此意。

### 3. 健运脾阳

甘的味道入脾，桂枝又是温的，且甘能补，故其能鼓舞升发中焦之阳气。所以桂枝可健脾，桂枝气味芳香醒脾，可以温补脾胃，使脾气得升，胃气得降，脾胃调和则痰湿水饮积食自除。《金匮要略》所载的复方小建中汤和苓桂术甘汤就是温中补虚之良方。其中，小建中汤主方中桂枝之功在补中益气，建立中焦脾胃之气，使气血生化有源，阴阳自和。苓桂术甘汤方中桂枝温运中阳，脾阳得运，中气得旺，水饮自蠲而无上凌之患。

### 4. 温补肝阳

桂枝作为肉桂树的嫩枝，禀春天和顺之木气，善入足厥阴肝经，性与肝合，最能升达木气。《长沙药解》评价桂枝时说："善解风邪，最调木气。"无论是水寒还是土湿，皆会导致木郁风动，风又为百病之长，而桂枝能令肝气升达，肝木疏泄之令畅顺，则经络能通、诸窍能开。因为肝木郁陷会导致诸多问题，或气滞，或血瘀，或湿聚成痰等。故黄元御称其入足厥阴肝经"最调木气"。在《四圣心源》诸方中，凡属肝木不升者，无一不用桂枝疏肝达木。此即黄元御所谓"肝脾积气，在脐腹左胁……宜补肝脾以升之"。张锡纯在《医学衷中参西录·桂枝解》中说道："桂之枝形如鹿角，直上无曲，故善理肝木之郁使之调达也。"所载培脾舒肝汤、升降汤，均用桂枝以舒郁调肝，功效甚捷。《血证论》云："桂枝温肝气以引之，化肾水以泄之。凡下焦寒水攻发，冲阳上浮者，往往佐苓夏以收功，须知桂枝其色赤，其气温，纯得水火之气，助火化木，是其所长。"顾植山在解释麻黄汤"开太阳"的时候说道："桂枝引厥阴入阳。"皆是重在助厥阴之阖，发挥厥阴升阳之用，正所谓"肝者体阴而用阳"是也。

**5. 温通经络**

桂枝助阳，其表皮红棕色或紫棕色，剥落皮之后露出黄棕色的木部，条理纵横，宛如人之经脉血络，有温通经脉之功。《伤寒论》所载当归四逆汤方中桂枝散寒，温通经脉，用于治疗血虚寒凝之证。此外，温经汤治妇女冲任虚寒夹瘀所致痛经、崩漏、不孕等，皆为桂枝温通经脉的运用。桂枝通过其温通经脉之功，可辅助多种药物以增效。其与祛风寒湿药同用，既可温通血脉，又可增强祛风寒湿药发散风寒湿、宣痹止痛之功，如附子汤、白术附子汤。与活血化瘀药同用，可增强其通脉活血之力，如桂枝茯苓丸、桃核承气汤。与补益之药同用，有助于温运阳气，振奋脾阳生化之机，鼓舞气血，使阳生阴长。

又桂枝为肉桂树之枝，轻扬而居上，性升散，横行四达，故能走四肢，善治肩臂疼痛，尤宜于寒凝血滞引起的四肢肩臂疼痛。其能行能散，故可发散经络、营血、肌肉、筋骨之风寒湿之邪，行气血，通经络，以利关节。《本草崇原》曰："桂助君火之气，使心主之神，而出入于机关，游行于骨节，故利关节也。"《本草汇言》里说："桂枝，散风寒，逐表邪，发邪汗，止咳嗽，去肢节间风痛之药也。"《伤寒论》桂枝附子汤与甘草附子汤均治风寒湿痹证兼阳虚者。其他如《金匮要略》桂枝芍药知母汤治疗风寒湿痹阻经络，郁久化热伤阴，亦取桂枝温经散寒、通利关节之功。

### 6. 通阳散结

《神农本草经》所谓"结气"者，脏腑血气、营卫津液之郁结也，闭塞也，壅滞也，可以桂枝温散之，开泄之，宣通之。

气结于喉，闭而不通，则为喉痹。桂枝辛温，"辛以散结"，禀少阳之木气，通利三焦之气，气机畅达则结者散而闭者通，故可治结气喉痹。《伤寒论》第313条言："少阴病，咽中痛，半夏散及汤主之。"此咽痛为寒邪客于少阴，阳气郁闭，痰阻于咽喉而成喉痹。方中选用桂枝即取其通阳散寒，畅达喉部气机，治结气喉痹之功。有学者认为，喉痹基本病机为正虚邪恋，阳郁痰瘀互结或阳虚虚阳上越的患者十占八九，处方必首用桂枝，亦取此意。枳实薤白桂枝汤在治疗胸痹心痛时以桂枝温通阳气，消散郁结，宣畅胸胁气机，宣泄水湿痰饮，胸阳得畅，中焦亦调。当今扶阳学派创立桂枝法，主要是针对阳气被郁、运行不畅而言的，以本法祛除郁闭的外邪、消除病理性瘀滞和调理人体气机为原则，保持阳气宣通。通过调理心、脾、肺三脏之阳气，温通气血，可治疗多种疾病。

　　总之，通过以上对桂枝功效的梳理，发现通阳气为桂枝功效产生的根本。通阳气入血脉而行瘀化滞、散结除痹，通阳气入肺、肾、三焦水道而化痰治水饮。所以桂枝适用范围非常广，被黄元御赞为"良功莫悉，殊效难详"。在实际运用中，我们应当精准把握桂枝通阳法的配伍规律、药量变化，以及不同病证的变通活用，才能在临床上做到执简驭繁，使桂枝在现代中医临床中发挥应有的作用。

## 三、附子引火归原之机制及其组方探析

　　引火归原是重要的中医治疗法则，原意是将上越之火引导回到命门之中，由明代张景岳首先提出。现主要是针对阳气不能潜藏于下、虚火上浮、火不归原，以及由此产生相关症状的一种治疗手段，其临床表现以下寒上热为特征。综合文献所述，结合当今扶阳学派人体阴阳本体结构理论，火不归原的原因主要有三种：一是阴寒侵袭下焦，占据阳位，逼迫元阳上浮，即"阴盛格阳"；二是真阴不足，则阳无以依附，虚阳上浮；三是真阳亏虚，无以化精，虚阳不敛。

　　对于前两种情况，已有许多文献记载，学者的认识基本一致。然而，对于第三种情况却很少有人提及或者理解不够。实际上它是由于真阳亏虚，一则引起脾土不运化水谷精微，肾精和肾阴后天补充均乏源，导致阴虚火旺；二则引起化气不足，又可使阳虚加重，终致阴阳两虚，火不归藏，浮越于上。以上三种浮火证其治则为从治法：热因热用，具体治法为潜火归藏、引火归原。临证见各种火不归原症状，辨证属肾脏阴阳亏虚为本、虚火浮越为标者，皆可以引火归原法治疗。

引火归原一词出自《本草汇言》，曰："附子乃命门主药，能入其窟穴而招之，引火归原，则浮游之火自熄矣。凡属阳虚阴极之候，肺肾无热证者，服之有起死之殊功。"可见，附子在本疗法中起着举足轻重的作用。正如《医理真传》曰："附子辛热，能补先天真阳；甘草味甘，能补后天脾土，土得火生而中气可复，火得土覆而火可久存。二物相须并用，亦寓回阳之义，亦寓先后并补之义。"附子引火归原之理：一是祛下焦盘踞之阴寒，畅阳气下行之道路，此法是针对"下焦阴盛，格阳于上，阳气不潜"而设；二是化"阴药"以上济于阳，引阳火以下交于阴；三是温下焦不化之肾精，达阴阳双补之目的，促心肾水火之交媾。

针对上述三种火不归原的原因，具体治疗使用的代表性方剂主要也有三个。①针对"阴盛格阳"原因的代表方剂是四逆汤。它是治疗阴寒内盛、格阳于外、虚阳外越之方剂。若病势严重，出现典型阴盛格阳证，又当用通脉四逆汤治之；阴盛于内，格阳于上之戴阳证，又当用白通汤。②针对真阴不足原因的方剂是肾气丸。本方是在滋阴降火的六味地黄丸基础上加入桂、附以温补肾阳而引火归原，此也寓同气相求之意，"肾气丸纳桂、附于滋阴剂中十倍之一，意不在补火，而在微微生火，即生肾气也"。③针对第三种肾阳亏虚型火不归原的情形，清代火神派创始人郑钦安创立了潜阳丹以纳气归肾。寓意游泳之人，潜入深海（肾水），引在外游荡的真火归位。该方由砂仁、附子、龟甲和甘草四味中药组成，方中"西砂辛温，能宣中宫一切阴邪，又能纳气归肾。附子辛热，能补坎中真阳，补真火即壮君火也。况龟甲一物，坚硬，得水之精气而生，有通阴助阳之力"，与白通汤中加入童便、猪胆汁有异曲同工之妙。《本草思辨录》引张氏云："龟甲能引阳气下归，复通阴气上行。"《医理真传》曰："世人以利水滋阴目之，悖其功也。佐以甘草补中，有伏火互根之妙，故曰潜阳。"

总之，张景岳引火归原之论和附子"大能引火归原，制伏虚热"之说问世以后，后世医家几乎奉为圭臬，然而直至当今，引火归原之理依旧不能使人明晰。笔者通过研习古今文献，最终提出"火不归原"的三种原因，使附子引火归原之理愈发明晰。目前对附子"阴阳双补"之论述尚少，但其临床意义不容小觑，值得在临床进一步探索应用。

## 四、扶阳学派运用附子之经验总结

扶阳学派基于"阳主阴从"观，集百年之经验，将大剂量附子灵活应用于各类急危重症和疑难杂症，取得了显著的临床疗效。我们将附子的辨证运用要点、配伍方法、剂量把握等方面的内容进行回顾性总结，旨在为其临床推广和应用提供可借鉴的依据。

### （一）以江油附子为道地药材使用

附子为毛茛科植物乌头子根的加工品，因其附生于母根乌头之上，如子附母，因名为附子。首载于《神农本草经》，关于它的描述："附子，味辛，温，有大毒。主风寒，咳逆邪气。温中，金疮。破癥坚，积聚、血瘕，寒湿踒躄，拘挛，膝痛不能行步。"附子亦被誉为"回阳救逆第一品药"。张仲景最早将附子大量用于临床，其性纯阳无阴，刚烈迅捷，走向不守，能通上达下，行表彻里，通行十二经脉，为中医治病救命之第一品药。

扶阳学派认定四川江油产的附子为真正的道地药材，它是在江油地区江边黑沙土地环境里面培植生长的。四川江油位处祖国西南，此地湿度大，是坤土最厚的地方，纯热之附子冬至前后移栽至此地，犹如一团烈火在水气很重的黑土地里生长，包含坎卦（☵）的意思。至夏至时候采集，冬至一阳生，夏至一阴生，禀受天地之气最厚。所以从"得道"来讲，附子一直在阳局里面，其吸收天地之精华和阳气，从而使附子有这样一个雄厚的热量，故而能够直补坎阳，直入坎宫，直入先天，所以它是当之无愧的扶阳第一要药。

### （二）善用大剂量附子扶阳救阴

临床为什么要大剂量使用附子？这是一直以来颇受争议的问题。扶阳学派认为基于以下三个原因：一是基于河图北方之数"天一生水，地六成之"。二是根据中医治法"治下焦如权，非重不沉"。加之河图以十数合五方、五行、阴阳、天地之象，故本学派将一数定为十，六数则相应定为六十。三是考《伤寒论》四逆汤原方，用生附子1枚，按考古已有定论的汉代度量衡折算，1枚附子合今之20~30g，现已测定生附子之毒性与药效为制附子两倍以上，则《伤寒论》原方剂量所用附子，相当于现代制附子40~60g。本学派刘力红率先在其《思考中医》中提出了疑问，提出古今度量衡折算错误是影响《伤寒论》经方在当代应用临床疗效欠佳的重要原因之一。其通过对考古发现的汉代度量衡器"权"相关资料分析，推算汉代 1 两为今之 15.625 克（g），1 斤为 250 克（g），从而确定了《伤寒论》四逆汤原方制附子换算现代剂量为 60 克（g）。该研究为四逆法重用附子提供了最具说服力的历史文物依据。故而本学派使用附子的起步剂量为 60g 左右，除了来源于长期的临床实践，更是暗合了天地变化之规律。

郑钦安认为，阳虚是附子应用的重要指征，广泛倡导大剂量应用附子，是对附子应用的一大发展。卢门三代火神所记载的医案处方中附子用量均以 2 两（约 60g）起步，多者达到 6 两（约 180g）。经统计本学派近三年的处方附子（白附片）用量大多超剂量应用（超《中华人民共和国药典》规定的 15g）的方剂占 98.5%，而且以超大剂量应用为多，其中 45~60g 占附子处方 90.6%。同时我们也进行了动物实验证实：大剂量使用附子（45~105g）对心脏的超氧化物歧化酶（SOD）活性、丙二醛（MDA）活力和一氧化氮（NO）含量没有负面影响，反而能减轻小鼠心脏组织氧化反应。其与甘草配伍后可减少毒性，单附子 60g/kg 以上及附子配伍甘草 75g/kg 以上剂量组可显著降低血尿素氮，但是临床应慎用大剂量，每剂最好小于 75g。

另外，本学派在重用附子时方中必加姜。凡重用附子，可根据病情加大干姜或生姜用量，因姜可消除附子之毒性，防止附子炮制不佳；又可增强其温阳散寒之效；并认为复方尽量药味精简，力求效专力宏，配伍比例大多是 1.5：1，即附子 60g，生姜 40g，而炙甘草的剂量减少至 6~10g，目的是充分发挥姜、附的温阳作用，遵照此法大量用附子迄今未发生过意外情况。自 2010 年以来，我们运用大剂量附子治疗 6000 余例与阳虚有关的心系、肺系、脑系、肾系、肝系等疑难、重危患者及内伤杂病、多脏同病患者，取得令人欣喜的疗效，且没有出现 1 例不良反应。

### （三）善于配伍使用附子

临床上附子通过合理配伍，既可降低附子毒性，又可发挥其特长。经过多年的临床实践与总结，扶阳学派创新性地提出"三焦次第"治疗疾病的总原则，在此治则指导下灵活配伍运用附子，疗效甚佳。①对于病在上焦，兼有下虚的症状者，多配伍桂枝、生姜、细辛等以实现表里双解，代表方如桂枝加附子汤、麻黄附子细辛汤等，我们称为宣通法或温散法。②对于病在中焦，兼见下虚表现者，多配伍党参、黄芪、干姜等以实现脾肾双补，水土合德，代表方如附子理中汤、补中益气汤合四逆汤，称为温中法或培土法。③对于病在下焦者，多配伍淫羊藿、巴戟天、菟丝子等以实现归根、复命、纳下作用，代表方如四逆汤、潜阳丹等，称为温阳法或四逆填精法。

同时，我们总结了 8 种基于附子温法的配伍方法如下：①温阳法：附子配干姜、甘草，使火土有用，阴阳得理，气血得调，脏腑、经络、肌腠、皮毛之气血往来有衡，交流无阻，如四逆汤、通脉四逆汤；附子配葱白，下至肾阳，上达肺阴，内行冲脉，使百脉通达，气血交流，上安下泰，外清内和，如白通汤。②温补法：附子配人参，一刚一柔，一阴一阳，引精中之气，由脏而腑而脉而血而气，更能助髓通脑，上之化源有用，实为水火既济之功，如四逆加人参汤。③温散法：附子配细辛为探源使，使之由内出外，达三焦，而孔窍自如，循腠理而皮毛，阴出而阳回，邪去而正扶，如麻黄细辛附子汤。④温利法：附子配茯苓、白术、芍药，先后并举，使水土合德，土覆其水，水不泛滥，如真武汤。⑤温下法：附子配大黄，附子之辛配大黄之苦，辛与苦合，能降能通，如大黄附子汤。⑥温清法：代表方为乌梅丸，其为上热下寒之证，治以清上温下，则厥阴之气畅达而无滞机矣。⑦温潜法：代表方为我们临床常用的加味潜阳丹，在以西砂仁、附子、龟甲、甘草为组成的潜阳丹基础上，加生龙骨和生牡蛎，从而加强其潜镇之力，用于少阴阳虚，真阳为群阴所逼，上浮不能归根之证。⑧温中法：代表方为附子理中丸，出自《太平惠民和剂局方》，具有温中健脾之效，由附子、干姜、白术、人参和甘草组成，乃先后并补之方。

值得一提的是，对于中药配伍禁忌十八反中的"半蒌贝蔹及攻乌"，本学派认为只要把握好临床适应证及煎煮方法，并不会出现所谓的不良反应或者说无拮抗作用，反而会增加附子的临床疗效。譬如，附子配伍半夏或贝母（包括浙贝母和川贝母），以治阳气不足，痰浊壅滞中、上二焦；附子配伍瓜蒌皮或天花粉，以治胸阳不振之胸痹或虚阳上浮之口渴；附子配伍白蔹或白及，以治阳虚寒凝、瘀血阻滞，达祛腐生肌敛疮之效。我们收集了2015年以来使用以上配伍的处方600余张，其中以附子配伍半夏和天花粉最多，占91%；附子配伍瓜蒌皮和贝母其次，占8%；附子配伍白蔹或白及最少，占1%。这些配伍均未见所谓的口舌或肢体麻木、眩晕、心慌心悸、胸闷等不良反应。故而希望医者能抛开成见，深刻思考，灵活总结运用经验。

### （四）严格掌握附子使用的适应证

阳虚与阴寒证是应用附子的适应证，主要体现在舌象、脉象和临床表现等方面。如范中林先生和山西名中医李可先生均注重舌象，认为对于阳虚的病证，只要拿准舌象，应用附子就没有问题。火神派医家众多，对附子应用指征虽各说不一，但都不离郑钦安阴阳辨诀的思路与方法，从扶阳思想入手，投用附子而起大症。我们根据《伤寒论》三阴病特别是少阴病的提纲证拟定了附子的应用指征：①临床证候：畏寒怕冷、困倦嗜睡、大便溏、遇冷促发。②舌脉象：舌质淡胖或有齿痕，舌苔润滑；脉象偏弱偏虚偏沉，尤其是右尺部偏沉细而无力。③面色：多呈㿠白、灰暗或青灰色。④痰液性状：多为白色清稀痰或泡沫状稀痰。前两条为必需症，后两条为兼夹症，即临床只要出现前两条就可使用附子，若兼有第三条或第四条则可大胆运用。

扶阳学派认为，脉象是判别阴阳证的重要依据，正如《素问·阴阳应象大论》所言："善诊者，察色按脉，先别阴阳。"刘渡舟认为："少阴寒证，若验之于脉，则脉沉而缓，或微细如丝，而按之无神……少阴病当凭脉辨证，其方法不论脉之浮沉大小，但觉指下无力，而按之筋骨全无者，反映了内有伏阴，阳气不足之候。"另一伤寒名家陈慎吾也认为，肾阳虚以尺脉微为鉴定要点。这正契合了本派的辨证思路。本工作室还应用 ROC 曲线，通过对 450 例患者进行扶阳法辨证－治疗次第的分析，得出各个治疗次第的临界点为 25 分和 35 分，当分数在 25~35 分时是使用四逆法（附子）的指征，从而为附子的应用提供了数字化辨证和客观化评价。

## （五）煎服方法及药后调摄

临床常用剂型为汤剂，首先选砂锅用于煎煮中药，因为砂锅的稳定性好，不易与中药产生化学反应，避免降低药效；其次将附子加入清水，大火煮开，生附子小火煎煮 2~4 小时，熟附子煎煮 1.5~2 小时，水若不够，可添加温开水或沸水；最后将其他中药加入锅中煮 30 分钟，滤除第 1 煎药液后，加水再煎第 2 次，将两次药液混合，昼服。附子可不用提前浸泡太久，以免流失过多有效成分。一剂煎 2 次，可使有效成分煎出率增加，减少用药量。门诊患者常规给药为日 3 服或日 2 服，旨在药力持续，有利于攻邪、温阳或回阳。病房危重患者，视病情需要可予顿服，用于重证救逆或速散痼结，如干姜附子汤、薏苡附子败酱散等。结合附子的性能特点和人体自身阳气的升降规律，故以附子为主的方药宜昼服，以免影响人体入夜后阳气的潜藏，保证患者的睡眠质量。

同时，也要重视药后调摄，强调饮食适宜，将"保胃气"体现于诊治中。服药期间不宜与酒同用，勿食生冷和煎炸之品。缘由是酒可促进毒物的吸收，增强毒性，不利于临床用药安全；脾胃为人体气机升降之枢纽，气血生化之源，后天之本，病后脾胃气弱，生冷和煎炸之品易碍脾胃功能，亦影响药物吸收，特别是煎炸之品易引起虚火上炎，从而引起不良反应，降低临床疗效。

# 参考文献

［1］周晓玲，周娅妮，唐农，等.基于红外热成像技术探讨人体阴阳本体结构［J］.时珍国医国药，2020，31（2）：468-471.

［2］陈炜，胡跃强，吴林，等."三焦次第疗法"治疗急性脑梗死的临床研究［J］.中国实验方剂学杂志，2020，26（15）：110-115.

［3］秦红玲，钟洁，秦超，等.扶阳三焦次第疗法治疗脑梗死：60例临床观察［J］.神经病学与神经康复学杂志，2022，18（1）：8-14.

［4］黄泽.基于蛋白质组学的加味四逆汤治疗缺血性中风恢复期阳虚证的临床研究［D］.南宁：广西中医药大学，2022.

［5］胡跃强，唐农，何乾超，等.温阳复元方治疗缺血性脑卒中恢复期患者的临床疗效及其机制［J］.中国老年学杂志，2018，38（19）：4627-4629.

［6］陈炜，胡跃强，吴林，等.三焦次第疗法治疗血管性痴呆对神经功能缺损及行为能力的影响［J］.中华中医药学刊，2020，38（11）：70-73.

［7］闫美花.广西地区血管性痴呆患者中医体质类型调查分析及三焦次第疗法的干预研究［D］.南宁：广西中医药大学，2020.

［8］陈炜，吴林，胡跃强，等.五脏温阳化瘀汤治疗肾虚血瘀型老年性痴呆30例临床研究［J］.湖南中医杂志，2018，34（9）：4–15.

［9］翟阳，唐农，黎军宏，等.五脏温阳化瘀胶囊治疗血管性痴呆的随机对照临床研究［J］.辽宁中医杂志，2017，44（6）：1212–1214.

［10］唐农，王晋平，吴林，等.五脏温阳化瘀胶囊治疗血管性痴呆临床疗效观察［J］.辽宁中医药大学学报，2015，17（9）：25–27.

［11］胡跃强，唐农，吴林，等.温肺降浊方联合盐酸多奈哌齐片治疗血管性痴呆的疗效及其机制［J］.现代中西医结合杂志，2019，28（13）：1378–1381.

［12］陈炜，胡跃强，吴林，等.三焦次第疗法治疗慢性心力衰竭的效果及对神经内分泌激素活性的影响［J］.实用医学杂志，2020，36（23）：3297–3300.

［13］马燕渝.基于人体阴阳本体结构理论指导的附桂苓夏汤治疗心肾阳虚证慢性心力衰竭的临床研究［D］.南宁：广西中医药大学，2023.

［14］李伟茜.唐农教授应用温阳法次第治疗老年高血压的临床研究［D］.南宁：广西中医药大学，2017.

［15］温文正.扶阳学派四逆法改善老年性高血压晨峰现象及其临床预后的观察［D］.南宁：广西中医药大学，2019.

［16］苟尧.基于人体阴阳本体结构理论治疗阳虚型功能性腹泻的临床研究［D］.南宁：广西中医药大学，2020.

［17］胡跃强，卢健棋，黄进，等.基于桂枝二陈汤的"三焦次第疗法"治疗新型冠状病毒感染临床观察［J］.中华中医药学刊，2020，38（10）：1-5.

［18］覃绿星.加味茵陈四逆汤治疗慢加急性肝衰竭（阳虚瘀毒证）的临床观察［D］.南宁：广西中医药大学，2018.

［19］莫斯思.从人的本土性研究扶阳法治疗老年慢性肾脏病 3 期的临床疗效［D］.南宁：广西中医药大学，2016.